# LEÇONS CLINIQUES

SUR LES

# URÉTHRITES BLENNORRHAGIQUES

FAITES A L'HOPITAL NECKER

PAR M. LE PROFESSEUR GUYON

RECUEILLIES ET PUBLIÉES

### PAR M. LE Dr R. JAMIN
Ancien interne des hôpitaux.

———————

PARIS

A. PARENT, IMPRIMEUR DE LA FACULTÉ DE MÉDECINE

A. DAVY, successeur

52, RUE MADAME ET RUE MONSIEUR-LE-PRINCE, 14

—

1883

# LEÇONS CLINIQUES

## SUR LES

# URÉTHRITES BLENNORRHAGIQUES

## FAITES A L'HOPITAL NECKER

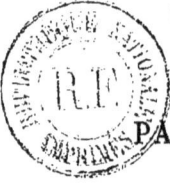

## PAR M. LE PROFESSEUR GUYON

RECUEILLIES ET PUBLIÉES

## PAR M. LE D<sup>r</sup> R. JAMIN

Ancien interne des hôpitaux.

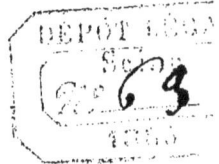

* ——————— *

PARIS

A. PARENT, IMPRIMEUR DE LA FACULTÉ DE MÉDECINE

A. DAVY, successeur

52, RUE MADAME ET RUE MONSIEUR-LE-PRINCE, 14

——

1883

# LEÇONS CLINIQUES

SUR LES

# URÉTHRITES BLENNORRHAGIQUES

---

## PREMIÈRE LEÇON

### De la marche de l'uréthrite aiguë

Il est assez rare que, dans notre salle des voies urinaires, vous ayez l'occasion d'observer des malades atteints d'uréthrite blennorrhagique aiguë. Mais, par contre, vous pouvez y étudier à loisir les complications et les conséquences plus ou moins éloignées de cette affection si commune. Parmi les complications primitives, je citerai les cystites, les prostatites, les abcès de la prostate et parfois même les rétentions d'urine ; parmi les secondaires, les uréthrites, les prostatites et les cystites chroniques, la spermatorrhée et voire même les pyélites et les néphrites par propagation, les rétrécissements, les fistules, etc...

La blennorrhagie occupe donc une large place dans la pathologie urinaire, et, si nous n'en constatons pas souvent ici les méfaits récents, nous avons presque chaque jour à en traiter les lésions ultérieures. Aussi ai-je l'intention, pendant ce semestre, d'attirer votre attention sur les lésions des voies urinaires, qui reconnaissent la blennorrhagie pour cause. Je vous entretiendrai tout d'abord de quelques points de l'histoire de la blennorrhagie aiguë et chronique. C'est de cette dernière surtout que je m'occuperai; aujourd'hui cependant je veux, sans détailler longuement l'histoire de la blennorrhagie aiguë, vous exposer à grands traits la marche de cette uréthrite.

Née dans la fosse naviculaire, l'inflammation uréthrale se propage, vous le savez, de proche en proche d'avant en arrière. On a assigné diverses phases à cette évolution et l'on a prétendu que le processus inflammatoire s'étendait naturellement et, pour ainsi dire, fatalement jusqu'à la partie la plus profonde de l'urèthre. C'est là, dit-on, que la blennorrhagie s'installe et s'éternise et, pour beaucoup d'auteurs, uréthrite chronique est synonyme d'uréthrite profonde. Je me réserve de revenir sur cette localisation lorsque je vous parlerai du siége habituel de l'uréthrite chronique. Qu'il me suffise aujourd'hui de vous dire que l'extension profonde de l'uréthrite est l'exception, ainsi que les faits cliniques le démontrent surabondamment.

Mais, il est nécessaire de s'entendre sur la portion du canal à laquelle doit s'appliquer cette dénomination de *profonde*. Car, en disant que, dans la majorité des cas, la blennorrhagie aiguë reste limitée à la partie antérieure de l'urèthre, je ne prétends point qu'elle occupe seulement le premier quart ou le premier tiers de ce conduit.

Depuis longtemps, dans mes leçons, je me suis efforcé de vous démontrer le dualisme de l'urèthre, et je crois être arrivé à vous prouver qu'il existe, pour ainsi dire, deux urèthres, l'un *antérieur* qui est la portion spongieuse des auteurs, l'autre *postérieur* ou profond représenté par la région membrano-prostatique. Cette distinction se retrouve aussi nette et aussi tranchée à quelque point de vue que l'on se place, anatomique, physiologique, pathologique, et même embryogénique. Vous n'ignorez pas que la limite de ces deux urèthres est constituée par la portion membraneuse, jouant le rôle actif de véritable sphincter inter-uréthral. Ce sont là des faits que j'ai longuement exposés devant vous autrefois et dont je vous ai fourni des preuves multiples et convaincantes : je n'y reviendrai donc pas.

Mais, il est un point d'anatomie que j'ai également étudié avec soin et sur lequel je désire fixer votre attention :

c'est l'existence réelle du cul-de-sac du bulbe. A la partie la plus profonde de l'urèthre antérieur, se trouve en effet une dépression, une sorte de cavité plus ou moins virtuelle, que j'ai souvent comparée au cul-de-sac postérieur du vagin. Normalement, elle est assez difficile à apprécier à cause de l'accolement des parois uréthrales ; de même, elle s'efface quand sur la table de l'amphithéâtre on étale un urèthre, ouvert comme d'habitude sur sa paroi supérieure. Mais, par un examen méthodique, on se rend parfaitement compte de l'existence de ce cul-de-sac, qui s'accentue à mesure que le sujet avance en âge et que l'urèthre et le périnée deviennent de plus en plus flasques. N'est-ce pas là que viennent se coiffer si souvent dans le cathétérisme les sondes et les bougies, lorsqu'on n'a pas soin de suivre la paroi supérieure du canal et de sous-tendre en même temps le conduit uréthral en tirant sur la verge. J'ai longuement insisté sur tous ces faits dans mes leçons cliniques.

Or, cette portion de l'urèthre, incontestablement la plus large, est précisément celle où se rencontrent dans la suite les strictures les plus étroites. La raison en est simple : comme pour l'œsophage, comme pour l'intestin, les rétrécissements s'établissent ici au point où l'inflammation a été plus vive et, j'ajouterai, plus prolongée. Prochainement en effet je vous montrerai, avec statistiques à l'appui, que l'uréthrite chronique siège beaucoup plus souvent dans ce cul-de-sac bulbaire que dans l'arrière-canal ; cette différence se chiffre par une proportion de 7/10 environ.

Qu'elle soit à l'état aigu, ou surtout à l'état chronique, la blennorrhagie se localise donc et s'installe dans cette dépression qui termine l'urèthre antérieur, et elle ne franchit que rarement la portion membraneuse pour envahir l'urèthre postérieur. Les symptômes de la blennorrhagie ordinaire ne sont-ils pas d'ailleurs ceux d'une uréthrite exclusivement antérieure, c'est-à-dire limitée à l'avant-canal ? L'écoulement se produit à tout instant et d'une façon continue, preuve manifeste que le pus ne prend pas naissance en arrière du sphincter uréthral ;

celui-ci ne permettrait qu'une expulsion intermittente, principalement lorsqu'il s'entr'ouvre au moment de la miction.

Les douleurs, plus ou moins cuisantes, accompagnent pendant *toute* leur durée les mictions, dont le nombre n'est pas augmenté. Cette fréquence, si elle apparaissait, serait un signe certain d'invasion de l'urèthre postérieur, comme du reste ne tarderaient pas à se montrer les orchites, les prostatites, les cystites, complications si habituelles de l'uréthrite rétro-membraneuse.

Si d'ordinaire la blennorrhagie ne siège que dans l'urèthre antérieur, et en particulier dans le cul-de-sac du bulbe, je ne prétends pas qu'il en soit toujours ainsi : il est des cas où l'extension de la phlegmasie à la portion membrano-prostatique ne saurait être niée. Voyons sous quelles influences peut s'opérer cette propagation.

Tantôt, le sujet est absolument sain : il est et restera indemne de toute manifestation diathésique, avant comme après sa blennorrhagie. A la suite d'un coït, d'un excès de boisson, d'une marche ou d'une fatigue un peu prolongée, son uréthrite devient spontanément postérieure et s'accompagne de déterminations testiculaires ou prostato-vésicales ; on est forcé d'admettre alors que le processus inflammatoire a traversé la portion membraneuse et a envahi l'urèthre profond, grâce à la seule continuité de la muqueuse. Celle-ci, dans les régions jusqu'alors épargnées, à l'occasion d'une des circonstances que je viens de citer, a peut-être subi un excès de congestion qui l'a rendue plus apte à contracter l'inflammation voisine. Vous rencontrerez certes quelques-uns de ces cas, mais l'observation vous montrera qu'ils sont plus rares que vous ne pensez.

D'autres fois, le sujet n'ayant toujours aucun soupçon de diathèse, il s'est effectué une véritable inoculation de l'arrière-canal par une sorte d'entrebaillement mécanique du sphincter uréthral, qu'on a forcé à l'aide d'instruments ou d'injections. C'est une bougie que le malade lui-même ou un médecin a introduite dans le canal sous prétexte de combattre un *rétrécissement commençant*. Quelquefois, c'est une sonde

destinée à remédier à une rétention d'urine; mais, celle-ci étant
due la plupart du temps à une prostatite, l'inflammation est
alors déjà dans l'urèthre profond. Dans les deux cas, la boule
de la bougie ou l'œil de la sonde ont opéré le transport du pus
blennorrhagique de l'un à l'autre urèthre. Enfin, sans parler
ici de leur vertu thérapeutique, les injections exercent sur le
canal une action mécanique déplorable, en ce sens que la
petite seringue de verre, avec laquelle on les pratique habituellement, contient huit centimètres cubes ou huit grammes de
liquide. Or, il résulte d'expériences entreprises sous mon inspi-
ration par mon interne, M. Jamin, que l'urèthre antérieur est
distendu avec cinq ou six grammes de liquide au maximum.
Si l'on dépasse cette quantité, le sphincter membraneux est
vaincu : il s'ouvre et laisse passer dans l'urèthre postérieur et
la vessie, le liquide injecté ainsi que le pus blennorrhagique,
avec lequel il est mélangé ou qu'il chasse devant lui. Et l'on
sait que les malades qui s'administrent des injections ont l'habitude de pousser le piston de la seringue jusqu'au bout, et souvent d'un seul coup.

Jusqu'ici nous venons de voir que la blennorrhagie aiguë,
ordinairement limitée à l'urèthre antérieur, pouvait se propager
à l'urèthre postérieur suivant deux modes : tantôt spontanément par simple continuité de la muqueuse chez des sujets
exempts de tout soupçon diathésique, à la suite d'un excès par
exemple, tantôt mécaniquement par transport du pus dans la
portion membrano-prostatique à l'aide de sondes, de bougies ou
d'injections.

Mais, il est une troisième catégorie de malades chez lesquels l'extension profonde de l'uréthrite est pour ainsi dire
la règle. Je veux parler des individus en puissance de diathèse, congénitale ou acquise, confirmée ou encore larvée,
laquelle, dans ce dernier cas, s'affirmera parfois seulement
à l'occasion de la blennorrhagie. Qu'ils soient rhumatisants,
tuberculeux, scrofuleux ou simplement lymphatiques, ils ver-
ront fréquemment leur urèthre postérieur envahi presque d'emblée.

A ce propos, je vous rappellerai ce jeune homme de province que vous avez pu examiner dans la salle Saint-Vincent ces jours derniers : il venait nous consulter pour une de ces conséquences de la blennorrhagie, que je vous signalais en commençant cette leçon, pour une prostatite chronique. Malgré l'intérêt tout particulier que présente cette affection, au point de vue du diagnostic principalement, ce n'est pas sur elle que je veux arrêter votre attention. Ce malade âgé de 25 ans, était manifestement rhumatisant : à 12 ans, il avait déjà eu une attaque de rhumatisme articulaire. En 1877, il contracte sa première blennorrhagie et, huit jours après le début, sans qu'aucune cause mécanique ou autre pût être incriminée, il avait une orchite, preuve certaine que l'inflammation avait alors gagné l'arrière-canal. On l'a souvent répété après M. Ricord, plus une blennorrhagie a eu une extension rapide, plus elle est longue à guérir ; aussi, ce malade a-t-il conservé une goutte militaire pendant quatre ans et n'est pas encore délivré des suites de sa blennorrhagie ! Vous voyez donc déjà la diathèse rhumatismale avoir une action marquée dans l'uréthrite blennorrhagique, aussi bien sur sa marche à l'état aigu que sur son maintien à l'état chronique, comme je vous le montrerai dans ma prochaine leçon.

La blennorrhagie s'est rapidement étendue à l'urèthre profond, parce que le sujet était diathésique. Et c'est l'état diathésique qui nous donne l'explication de l'extension précoce et de la longue durée, dont la corrélation ne pouvait échapper à l'éminent syphiliographe.

Cette influence réciproque de la blennorrhagie et des états diathésiques, du rhumatisme en particulier, constitue une des questions que les médecins ont le plus discutées. Les uns ont considéré la blennorrhagie comme une affection générale, c'est-à-dire capable à l'instar des diathèses de développer des généralisations. Les autres au contraire en ont fait une affection purement uréthrale. Il semblerait fort difficile, au premier abord, de concilier ces deux opinions extrêmes. On y arrive cependant en admettant que la blennorrhagie se comporte très différemment suivant les terrains. La constitution du sujet accélère ou retarde la marche de cette uréthrite, et le malade dont je vous parlais tout à l'heure en est un exemple frappant. Chez ce jeune homme, l'hésitation n'était pas possible : il avait eu déjà des attaques rhumatismales. Mais, dans bien des cas, les manifestations d'une diathèse, qu'on n'avait pas lieu de soupçonner, apparaissent seulement dans le cours ou à la suite d'une blennorrhagie. Jusque-là, elles étaient restées à l'état virtuel, et c'est la chaudepisse qui leur sert pour ainsi dire de *pierre de touche.* Elle ne crée pas le rhumatisme, elle ne produit pas la tuberculose, mais elle est apte à les mettre en lumière ; elle favorise leur évolution ou même leur éclosion, car souvent elle en est la porte d'entrée. Il y a donc là une influence réciproque bien faite pour attirer l'attention. La diathèse favorise la propagation de la blennorrhagie, et souvent la blennorrhagie hâte l'apparition des manifestations diathésiques et favorise leur évolution.

M. le professeur Fournier admet, il est vrai, une sorte d'influence uréthrale qui retentirait sur l'économie tout entière ; pour lui, de simples cathétérismes irritant le canal produiraient des déterminations articulaires. Mais, celles-ci sont fort différentes du rhumatisme, et, suivant moi, elles ne peuvent être attribuées qu'à l'empoisonnement urineux toujours facile à constater chez la plupart des malades qui les présentent. L'urèthre n'est point à incriminer, et, quoiqu'elle existe presque toujours, l'uréthrite est sans action. Tous les rétrécis que l'on soumet à la dilatation, tous les malades soumis à des manœuvres opératoires, tous ceux qui portent des sondes à demeure, ont un certain degré d'inflammation de la muqueuse uréthrale et l'écoulement est souvent des plus abondants. Il est si peu incriminable que Voillemier le croyait salutaire et en provoquait la manifestation par l'action de la bougie à demeure, afin de modifier le calibre du canal. Parmi les nombreux malades que l'on dilate chaque jour dans la salle St-Vincent, vous n'en trouverez pas un seul ayant des arthrites consécutives. Vous n'observerez ces complications que chez ceux chez lesquels surviennent les accidents caractéristiques de l'empoisonnement urineux.

Il me paraît donc difficile d'admettre l'influence uréthrale. Mais on ne saurait nier l'influence blennorrhagique et, sans faire une maladie générale de cette uréthrite si spéciale, sans la croire capable de créer des diathèses, on ne saurait méconnaître l'influence qu'elle exerce sur les états constitutionnels et celle non moins évidente de ces états sur la marche de la blennorrhagie. Si bien que l'étude de la marche de l'uréthrite blennorrhagique permet non seulement de porter un pronostic relatif à sa durée, mais aussi de soupçonner l'état général de celui qui en est atteint. Et la blennorrhagie ne met pas seulement en lumière les prédispositions organiques. Ne voit-on pas, sous son influence, s'affirmer certaines particularités du caractère? Ne voit-on pas des sujets impressionnables à tendance névropathique devenir, lorsqu'ils sont en puissance de blennorrhagie, de véritables hypochondriaques qui ne songent plus qu'à leur écoulement et qui offrent ces curieux exemples de modifications profondes du caractère et des idées, une tendance mélancolique qu'explique la continuelle obsession de leur esprit? Certes, cela ne s'observe que chez des prédisposés, mais il est peu d'affections qui mettent mieux en relief ces tendances psychiques.

Le traitement médical a aussi une importance considérable et une action évidente sur la marche des blennorrhagies. Si, comme nous l'avons vu, les sondes et les bougies, les injections prématurément et mal pratiquées déterminent souvent des accidents profonds, la thérapeutique purement médicale elle-même n'est pas à l'abri de tout reproche. Généralement, on dit qu'au début il convient de ne pas s'opposer à l'écoulement, mais au contraire de le favoriser; telle est par exemple la pratique de M. Fournier à Paris, de M. Diday à Lyon, qui laissent et font couler une chaudepisse pendant un temps plus ou moins long avant de songer à la couper. Ici encore il me semble qu'il faut tenir plus grand compte *du malade* que de la maladie. Chez les rhumatisants, les scrofuleux, les tuberculeux, la tendance à la propagation profonde de l'uréthrite est facile et naturelle ; aussi, chez ces malades, ne doit-on pas laisser à l'inflammation uréthrale le temps de se prolonger et, par suite, de s'étendre. La médication antiphlogistique, c'est-à-dire les bains, les cataplasmes, les tisanes et boissons délayantes, le bicarbonate de soude, cédera assez rapidement la place au traitement suppressif. D'ailleurs, la blennorrhagie de ces individus n'est pas d'ordinaire très inflammatoire ; l'écoulement arrive trop vite au-dessous de l'état subaigu, car souvent, au bout de quelques jours, il revêt la forme presque chronique d'emblée. Il y a donc indication formelle dans ces cas de recourir hâtivement aux balsamiques, sans toutefois en prolonger l'usage outre mesure ; on risquerait ainsi d'une autre façon de favoriser le passage à la chronicité, comme nous le verrons dans la prochaine leçon en étudiant les causes de l'uréthrite chronique. Je ne veux pas, en effet, préconiser l'emploi prématuré et abusif des balsamiques ; je n'ai d'autre but que de poser une indication que je crois importante.

Mais pour ne pas quitter le terrain où nous devons demeurer et achever la démonstration que j'ai cherché à vous faire, il convient en terminant de vous rappeler quels sont les symptômes de la blennorrhagie aiguë, quelle est leur marche et de discuter leur signification.

Le symptôme principal est la douleur qui accompagne la miction. Cette douleur peut être et elle est souvent fort intense. Elle devient de plus en plus profonde, se dirigeant successivement du méat vers la vessie. D'abord limitée à la fosse naviculaire, elle se fait ensuite sentir dans toute l'étendue de la verge et plus tard se fixe à la région périnéale. Mais a-t-on le droit de dire qu'elle a accompli son évolution et qu'elle a complètement parcouru le chemin qui la conduit du méat à la vessie ? Vous répondrez facilement à cette question, si vous tenez à la fois compte des observations et de vos lectures. Vous remarquerez que, malgré cette extension profonde, la douleur est toujours uréthrale, qu'elle ne présente aucun caractère vésical, car ceux-ci sont faciles à reconnaître.

Dès que la vessie, dès que le col de cet organe est atteint

surviennent des phénomènes nouveaux et très tranchés. Le malade qui jusqu'alors ne souffrait qu'en urinant, qui pouvait à volonté retarder ses mictions et qui se maîtrisait aisément, est obligé de céder à des besoins pressants, impérieux, répétés. Ce n'est plus seulement pendant la miction qu'il souffre, c'est avant qu'elle ne s'opère, c'est pendant qu'elle s'accomplit et après qu'elle s'e-t effectuée. Où sont ces symptômes caractéristiques dans la blennorrhagie la plus aiguë? Et comment supposer qu'une inflammation, assez intense pour déterminer des douleurs souvent atroces, pour modifier l'extensibilité de l'urèthre en épaississant et en infiltrant ses parois, puisse se transmettre aux parties profondes de ce conduit sans déterminer de nouveaux phénomènes. Par quelle singulière immunité le col de la vessie ne serait-il pas atteint et comment aucune propagation ne se ferait-elle vers l'appareil génital, alors que l'inflammation blennorrhagique aurait envahi l'urèthre membraneux et prostatique. L'éjaculation est il est vrai douloureuse dans le cours de la chaudepisse; mais analysez bien les phénomènes qui l'accompagnent et vous verrez que sa douleur s'explique, comme celle qui est due au passage de l'urine, par la distension de l'urèthre antérieur. Aussi est-elle suivie parfois d'une hémorrhagie du canal, qui n'a rien de commun avec la manière dont se produit à la fin des mictions l'hémorrhagie de la cystite blennorrhagique.

Admettre que la blennorrhagie, qui a débuté par la région balanique, se propage, *sponte sua*, d'avant en arrière en envahissant successivement toutes les régions du canal, en s'appuyant sur les sensations perçues par les malades ou même par des expérimentateurs tels que Swediaur, dont on connaît l'observation d'uréthrite provoquée par une injection d'ammoniaque diluée, c'est faire abstraction de la physiologie normale et pathologique. La physiologie normale nous apprend qu'il y a une barrière inter-uréthrale; la physiologie pathologique, que les symptômes, dus à une inflammation aiguë de l'urèthre profond s'accompagnent inévitablement des manifestations propres aux lésions inflammatoires de la vessie, de la prostate ou des vo •

séminales. Sans doute les irradiations douloureuses, détermi-
nées par l'extension en arrière de la chaudepisse, sont profondes,
puisqu'elles se propagent jusqu'à la partie la plus réculée de
l'urèthre antérieur : *au fond même du périnée;* mais examinez
les faits, et vous verrez que la symptomatologie reste entière-
ment *uréthrale.*

Et si vous opposez à ces déductions cliniques une fin de non
recevoir en disant que ce qui est peut-être vrai pour les premières phases de la maladie cesse d'être exact lorsque la maladie
est plus avancée, que la propagation profonde, c'est-à-dire la
propagation membrano-prostatique, ne demande pour s'effectuer que d'avoir eu le temps de se propager, je vous répondrai
en vous rappelant l'histoire des recrudescences de la blennorrhagie. Les recrudescences sont, vous le savez, fort communes, et
elles se montrent principalement à la période de déclin. Nous ne
sommes plus en présence d'une affection encore récente, datant
de peu de jours, qui n'a pas eu le temps de s'étendre; la maladie dure déjà depuis plusieurs semaines, elle est déjà vieille.
Cependant interrogez bien les malades, relisez les descriptions
les plus autorisées, et vous verrez bientôt que vous ne pouvez
encore relever, dans la plupart des cas, qu'une symptomatologie purement uréthrale. Par une singulière prérogative
vous voudriez donc que la muqueuse vésicale n'acceptât pas
ce que vous accordez si libéralement à la muqueuse des parties
profondes de l'urèthre, et que ces muqueuses qui se continuent
sans ligne de démarcation, qui sont absolument solidaires, ana-
tomiquement et physiologiquement, restassent séparées au point
de vue pathologique? Nous vous montrerons plus tard combien
la vessie prend part aux manifestations chroniques de l'uréthrite;
nous vous ferons voir que bien souvent ce que l'on vous signa-
lera comme une uréthrite chronique n'est qu'une uréthro cystite
et même avant tout une cystite. Les symptômes sont moins
brutalement accusés que dans la période aiguë, mais ils sont
assez bien définis pour qu'une analyse clinique attentive les
rende absolument évidents. Aussi bien, l'étude des lésions chroniques viendra-t-elle accumuler les preuves en faveur des idées

que nous vous exposons. Aux localisations de l'état aigu répon‑
dent les localisations de l'état chronique.

Mais, sans aller plus loin pour le moment et en nous en tenant
à ce que nous enseigne l'observation des cas aigus, nous vous
répéterons, en terminant cette première leçon, que, s'il est vrai
que la blennorrhagie puisse s'étendre aux parties les plus éloi‑
gnées de l'urèthre, envahir la région membraneuse et prostatique,
s'étendre à la vessie, affecter les voies séminales et même
atteindre par propagation l'appareil rénal lui-même, sa marche
est avant tout subordonnée aux conditions anatomiques et phy‑
siologiques que nous révèle l'étude de l'urèthre. Pour passer de
l'urèthre antérieur dans l'urèthre profond, pour franchir la bar‑
rière interuréthrale, pour forcer le sphincter membraneux, il faut
l'influence ou d'une cause mécanique, surtout bien réalisée par
les injections, ou d'une prédisposition créée par un état diathé‑
sique déjà manifeste ou encore virtuel, état diathésique que la
blennorrhagie met souvent en action, qu'elle aurait presque
l'air de créer, si les observations ne démontraient qu'elle ne fait
qu'en hâter les manifestations, que leur donner une occasion
plus prochaine de se produire. Nous vous rappellerons enfin
que les propagations précoces de la blennorrhagie aux parties
profondes doit mettre votre attention en éveil et vous oblige à
réserver le pronostic, aussi bien au point de vue de la durée de la
maladie et de l'apparition de complications locales, qu'à celui de
manifestations générales, que cette marche rapide d'avant en
arrière, *sans cause occasionnelle appréciable,* vous met en
demeure de prévoir et de prévenir s'il est possible, mais au
moins de le prévoir. On ne pourra pas, si vous avez prévu,
accuser votre traitement, et vous le dirigerez de manière à ne
pas favoriser l'éclosion de complications que vous savez prêtes
à se produire.

## DEUXIÈME LEÇON

### Causes de l'uréthrite chronique.

Dans la précédente leçon, nous avons étudié la marche de la blennorrhagie aiguë; nous aborderons dans celle-ci l'histoire de l'uréthrite chronique et nous commencerons par en rechercher les causes habituelles. Il est en effet indispensable de connaître les influences sous l'empire desquelles un écoulement uréthral peut se prolonger pendant des mois entiers et même pendant des années, au lieu de durer quelques semaines. Les données étiologiques fournies par l'étude de la marche de la blennorrhagie à l'état aigu trouveront ici leur application, mais nous ne pouvons plus nous borner à l'indication des faits les plus importants, il convient de ne négliger aucun des détails afférents à l'étude de l'uréthrite chronique.

Cette question est une de celles qui peuvent le plus mettre à l'épreuve la sagacité du clinicien. C'est, il est vrai, ce que nous réservent en général les affections chroniques. Mais en raison même de son siège et de sa nature, des préoccupations si souvent exagérées qu'elle fait naître dans l'esprit du malade, des opinions diverses qu'elle a provoquées, des médications variées qu'on lui applique, l'uréthrite chronique rend particulièrement difficile et souvent fort ingrat le rôle du médecin soucieux à la fois de guérir et de se maintenir sur un terrain purement scientifique.

Nous avons fait allusion en terminant notre précédente leçon aux recrudescences que si souvent on observe au déclin des blennorrhagies aiguës. Tout le monde sait avec quelle facilité un écoulement presque tari peut se reproduire sous l'influence de causes diverses. Le plus souvent après une fatigue, un voyage, un excès de table, la reprise prématurée des rapports sexuels. Ces retours ne peuvent être considérés comme appartenant à la blennorrhagie chronique. Bien que beaucoup des symptômes de la période aiguë ne se reproduisent pas et que ce soit surtout l'abondance et la nature de l'écoulement qui les caractérisent, il ne saurait encore y avoir de doutes.

Certains cas sont plus difficiles à définir et à classer ; car si dans la majorité des observations il y a une cause que l'on peut nettement accuser, il est des malades qui sont certainement à l'abri de tout reproche. Chez ces sujets, qui ne sont qu'à plaindre et nullement à blâmer, la répétition de la blennorrhagie se fait sans cause appréciable, sans le moindre écart, sans la moindre infidélité au traitement.

Si ce n'est pas encore la blennorrhagie chronique, c'est du moins un des chemins qui y conduisent et déjà, au point de vue thérapeutique, il y a à tenir compte de cette indocilité de la maladie, à l'emploi consciencieux de l'hygiène la plus rationelle et du traitement le plus judicieux.

Mais, il faut le reconnaître, le plus souvent le malade franchit graduellement les étapes qui le conduisent de l'état aigu à l'état chronique. Et sans prendre pour critérium la mesure exacte du temps écoulé, il faut bien cependant accepter que la longue durée est un des éléments importants qui peuvent servir à différencier l'état aigu de l'état chronique.

Cette blennorrhagie qui dure s'observe sous deux aspects qui sans doute méritent d'être distingués. Dans une première phase, les phénomènes aigus ont disparu et cependant l'écoulement est encore purulent, jaune et assez abondant, l'urèthre est plus ou moins rouge, il n'a pas encore repris sa coloration normale. Dans une dernière phase au contraire l'écoulement est bien moins abondant et beaucoup moins purulent. Il peut être à peine coloré, ne se montrer guère que le matin sous cette forme si connue sous le nom de goutte militaire ; tandis que dans le jour c'est à peine si quelques taches grisâtres sont découvertes par les malades, les plus chercheurs.

Ce tableau clinique est incontestablement vrai et si vous voulez en avoir une notion plus exacte, vous ne pourrez mieux faire que de lire la description de mon éminent ami et collègue le professeur Fournier. Mais s'en suit-il que la distinction de la blennorrhagie chronique et de la blennorrhée soit nécessaire et que ces deux âges d'une même affection doivent mériter une description distincte? Nous nous permettons de ne pas le penser : non seulement parce que la blennorrhée peut revenir à un état plus accusé qui la ramène à la blennorrhagie chronique, avoir pour ainsi dire des retours de jeunesse, mais surtout parce que ces deux formes nous ont paru égales devant le traitement, qu'elles relèvent en un mot des mêmes indications et peuvent offrir la même indocilité, la même résistance à la thérapeutique.

L'uréthrite chronique peut donc être définie : le passage de la blennorrhagie aiguë à l'état chronique. C'est la même maladie qui se continue, qui va se perpétuer avec sa nature toute spéciale, qui continuera à subir les influences que pourront imprimer à son évolution et le malade sur lequel elle s'est greffée, et l'état du canal où elle a pris domicile, et le traitement qui lui est opposé.

C'est en effet dans l'hygiène et le traitement antérieur ou actuel, c'est dans le malade lui-même, c'est-à-dire dans ses antécédents, son état général, ses tendances diathésiques ou ses diathèses ; dans son état local, c'est-à-dire dans l'examen de son canal, de son méat, voire même de son prépuce, que devront être cherchées les causes qui peuvent expliquer la persistance de l'écoulement. Il n'est pas besoin de vous signaler l'importance capitale de cette enquête étiologique, ni de vous faire prévoir de quel poids ses résultats pèseront sur votre thérapeutique.

Et tout d'abord l'*hygiène*. Sans parler de ces nouvelles poussées aiguës d'uréthrite auxquelles je faisais allusion tout à l'heure et qui succèdent souvent à un excès quelconque, chacun connaît la déplorable influence exercée sur la durée d'un écoulement par un genre de vie non conforme aux règles de la plus stricte hygiène. Une alimentation excitante, des boissons alcooliques, et parmi celles-ci le vin de champagne et surtout la bière, l'habitude de ces repas que l'on est convenu d'appeler de *bons dîners*, sont capables d'entretenir pendant très longtemps un suintement uréthral qui devient vraiment interminable.

Il en est de même des rapports sexuels non cessés ou trop tôt

Guyon.  2

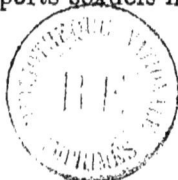

repris, ainsi d'ailleurs que des autres excitations génitales. Dans quelques cas, je le sais, on a vu le coït modéré et régulier amener la guérison de blennorrhées rebelles, mais il ne faudrait pas se laisser aller à conclure que la reprise des rapports sexuels doit entrer dans le formulaire du traitement de la blennorrhagie chronique. Toute fatigue d'ailleurs, quelle qu'elle soit (marches prolongées, exercices violents, veilles répétées...), retentit presque toujours sur la muqueuse de l'urèthre enflammé.

Quant au froid humide, dont on a parfois invoqué la fâcheuse action, il a dans certains cas une influence évidente ; peut-être n'intervient-il qu'en influençant la constitution de certains rhumatisants? C'est ainsi sans doute qu'il faut expliquer ces fameuses épidémies d'uréthrite, dont les anciens, et Hippocrate en particulier, ont parlé à diverses reprises.

Si nous passons maintenant aux *fautes thérapeutiques*, nous voyons qu'elles jouent un rôle tout aussi manifeste que les infractions à l'hygiène. Dans le traitement d'une blennorrhagie, comme dans son évolution clinique, il y a deux périodes distinctes. Dans la première, lorsqu'au début les symptômes phlegmasiques sont très aigus, il est nécessaire de laisser couler et de s'en tenir ainsi aux émollients. Mais dans la seconde, c'està-dire quand l'inflammation est devenue subaiguë, il faut recourir à la médication suppressive. Or, ces deux phases présentent l'une et l'autre des écueils à éviter.

Tantôt c'est le traitement émollient qui est trop longtemps continué. Ce traitement de début est préconisé par les cliniciens les plus expérimentés. Il a donc une valeur indéniable et nous ne venons pas vous déconseiller de prescrire les bains, les tisanes, le bicarbonate de soude, etc. Mais nous pensons que, d'une façon générale, il convient de limiter l'usage de cette médication à la période vraiment aiguë, que c'est trop que d'attendre que le malade ne présente plus du tout de sensation cuisante en urinant pour lui couper la chaude-pisse. Ce serait favoriser la localisation des lésions, ce serait même préparer la propagation aux parties profondes, aussi bien par la durée de l'inflammation spécifique que par l'affaiblissement qui résulte d'un traitement antiphlogistique trop prolongé. Il ne faut pas oublier que la blennorrhagie est une inflammation spécifique et que les médicaments qui ont fait preuve d'une action spéciale sur ce genre d'écoulement doivent lui être opposés, dès que l'opportunité de leur action aura été préparée par la chute des symptômes les plus aigus.

Nous vous l'avons déjà dit, et nous ne voulons plus y insister, c'est surtout lorsque vous aurez affaire à des diathésiques et lorsque vous assisterez à la propagation précoce et sans cause appréciable aux parties profondes, qu'il faudra être réservé dans le traitement dont nous parlons. Dans ces cas, il est sage de recourir de bonne heure aux balsamiques, il sera tout aussi nécessaire de ne pas compter sur leur entière efficacité et de bientôt y associer la médication que comporte l'état général du sujet. Il vous sera d'autant plus facile d'agir ainsi que dans ces cas la période inflammatoire peut être singulièrement atténuée dans ses symptômes et dans sa durée. Et votre sollicitude ne devra pas seulement être réservée aux prescriptions médicamenteuses, mais à tout ce qui dans l'hygiène et l'alimentation pourra venir en aide au malade.

D'autres fois au contraire, la médication suppressive a été prématurément employée. Ici, ce ne sont pas surtout les balsamiques qu'il faut incriminer ; pris trop tôt ou à trop fortes doses, ils diminuent cependant parfois la sécrétion uréthrale, en entretenant un état subaigu difficile à guérir, et sont certainement nuisibles. Mais les injections, remède de la fin et non du commencement d'une blennorrhagie, sont infiniment plus coupables,

Elles augmentent l'inflammation *in situ*, fussent-elles aussi émollientes et calmantes que vous pourrez l'imaginer, elles peuvent comme vous le savez la propager aux parties profondes. Elles préparent donc la voie aux localisations et aux complications de l'état chronique, qu'elles sont, par contre, capables de prévenir lorsqu'elles sont employées avec l'à-propos et la mesure qui doivent être observés dans toutes les médications locales de l'urèthre.

Dans quelques cas, plus rares il est vrai, on a vu des malades ayant la malencontreuse idée d'associer et de continuer simultanément des traitements de vertus totalement opposées. Par exemple, ils se pratiquent des injections et ils prennent en même temps des bains prolongés ; ou bien, alors qu'ils se sont mis aux balsamiques, ils absorbent encore chaque jour plusieurs litres de tisanes délayantes. Dans ces conditions il n'y a pas lieu de s'étonner de la persistance de l'écoulement uréthral.

Enfin, pour terminer avec les causes d'ordre thérapeutique, je vous signalerai celle qui est peut-être de beaucoup la plus fréquente ; je veux parler de la cessation prématurée du traitement. Si vous voulez guérir une blennorrhagie, de même que pour la syphilis, faites un traitement plus prolongé que les symptômes de la maladie.

Aussi, lorsque l'écoulement est complètement supprimé, je conseille de continuer la médication pendant dix à quinze jours encore à doses égales, puis pendant dix à quinze jours à doses décroissantes. En somme, trois semaines à un mois de traitement sont nécessaires après la cessation de tout suintement uréthral.

Il va sans dire que les précautions hygiéniques doivent être observées durant un temps beaucoup plus long, et ce n'est jamais avant un mois au moins après la guérison complète que la reprise des rapports sexuels doit être autorisée.

La thérapeutique de la blennorrhagie aiguë pourrait donc être divisée en quatre périodes. Dans la première, on se borne aux émollients, aux boissons délayantes ; c'est une sorte de traitement préliminaire. Dans la seconde, l'action plus ou moins spécifique des médicaments entre en jeu ; on prescrit les balsamiques et l'on y ajoute bientôt les prescriptions qui peuvent être indiquées par l'état général. La troisième comprend le traitement atténué, et la quatrième représente ce qu'on pourrait appeler la période de vérification.

En second lieu, je vous ai dit que, pour vous renseigner exactement sur les causes qui ont pu déterminer le passage et l'entretien d'une blennorrhagie à l'état chronique, il fallait examiner le malade lui-même et ses antécédents. Parmi ceux-ci, ce sont tout d'abord les antécédents blennorrhagiques qu'il convient de rechercher, car profondément vraie est cette phrase de Ricord qui dit: « Plus on a eu de chaudepisses, plus facile- « ment on en contracte de nouvelles, qui sont de moins en « moins douloureuses, mais de plus en plus longues et diffi- « ciles à guérir... » Et non seulement vous ferez préciser par le malade la date de sa première blennorrhagie et des autres, s'il y en a eu plusieurs, mais vous l'interrogerez soigneusement sur leur intensité, et surtout sur leur marche et leurs complications cystiques, prostatiques, testiculaires. Il est fort important de savoir si ces complications ont été spontanées ou provoquées, prématurées ou tardives ; d'après ce que je vous ai dit dans ma précédente leçon sur les influences diathésiques, vous en comprenez la raison. Ce que je vous ai dit m'empêche d'insister, mais je ne puis trop rappeler l'absolue nécessité de ces recherches. Quant aux manifestations articulaires, apparues soit avant, soit après l'écoulement, elles ne doivent point être oubliées. Vous avez ainsi un excellent moyen d'étudier le malade en même temps que la maladie.

En dehors de tout accident blennorrhagique, il ne faut pas négliger les antécédents purement urinaires. C'est ainsi que vous constaterez parfois que certains malades, atteints d'uréthrite chronique, ont eu jadis de l'incontinence infantile ou bien des mictions un peu fréquentes, avant même leur première chaudepisse. Cette fréquence des mictions constitue un symptôme d'une valeur pronostique beaucoup plus considérable encore, lorsqu'elle s'est accompagnée de ces petites hématuries que j'ai appelées prémonitoires et qui ne laissent aucun doute sur l'existence d'une tuberculose urinaire ou tout au moins sur une prédisposition à ces lésions. Quant aux sujets qui ont eu de l'incontinence d'urine, ils sont manifestement prédisposés aux propagations profondes. Ce fait n'avait pas échappé à Lallemand dans ses études sur la spermatorrhée: ces malades peuvent en effet devenir spermatorrhéiques, mais, plus souvent encore, ils sont atteints d'urétro-cystites lorsqu'ils contractent des blennorrhagies.

Enfin, nous arrivons aux diathèses. Si, comme nous l'avons vu, elles impriment une marche toute particulière à l'uréthrite aiguë, leur influence est encore plus manifeste sur la durée de l'écoulement.

Chez les scrofuleux, chacun sait que les blennorrhagies sont, pour ainsi dire, interminables et paraissent s'éterniser parfois à l'infini. Mais, fait intéressant à noter, l'inflammation reste ordinairement limitée à l'urèthre antérieur, et n'envahit pas l'arrière-canal avec la même facilité que chez les rhumatisants ou les tuberculeux. En outre, l'écoulement offre cette particularité d'être souvent très abondant, malgré la date souvent fort éloignée du début. Il semblerait qu'il se produit chez les strumeux un véritable catarrhe de la muqueuse uréthrale comme des muqueuses nasale, bronchique, conjonctivale, etc... C'est principalement dans la pratique que vous observerez ces lenteurs de guérison, laquelle n'est en général obtenue que par l'application rigoureuse d'un traitement anti-strumeux et d'un traitement local approprié. J'ai notamment conservé le souvenir d'un jeune homme auquel j'ai été autrefois appelé à donner des soins et qui n'a vu son écoulement uréthral se tarir qu'après plusieurs voyages dans le Midi et plusieurs saisons de bains de mer, et un nombre proportionné d'instillations dans l'urèthre antérieur.

Quant aux relations de la tuberculose et de l'uréthrite chronique, elles sont incontestables et bien souvent elles ont attiré l'attention des chirurgiens. Les uns, comme M. Richet et son élève le D<sup>r</sup> Mougin, ont admis qu'une blennorrhagie prolongée pouvait déterminer la production de tubercules sur la muqueuse uréthrale. Les autres (Barnier, Védrine, etc...) ont au contraire considéré la blennorrhée comme le premier symptôme d'une tuberculisation urinaire commençante, mais préexistante.

Me gardant de ces deux opinions extrêmes, je crois qu'il ne faut regarder un écoulement chronique de l'urèthre ni comme la cause ni comme le résultat direct d'une diathèse. Car, d'une part, on ne devient pas tuberculeux par ce seul fait qu'on a eu une blennorrhagie; ce qui est plus vrai, c'est que celle-ci peut, chez un individu prédisposé, être influencée dans sa marche et sa durée, et en outre elle peut favoriser l'éclosion d'une diathèse restée jusque-là à l'état virtuel. D'autre part, les uréthrites exclusivement tuberculeuses ne sont pas fréquentes : j'en ai cependant déjà rencontré un certain nombre. Dans les vitrines du musée Civiale, vous pouvez examiner une pièce que j'ai fait mouler par M. Baretta et qui reproduit très fidèlement les lésions uréthrales d'un tuberculeux, ayant succombé ici en 1876. On voit que les semis de granulations jaunes et grises vont en augmentant de la fosse naviculaire vers le col vésical, qui est même en partie détruit, tandis que le plafond de la vessie est indemne.

Actuellement, deux malades (n° 9 et n° 15) de notre salle Saint-Vincent, porteurs au périnée d'abcès urineux, sans avoir jamais eu de rétrécissement, peuvent à juste titre être soupçonnés de tuberculisation uréthrale, laquelle aurait donné naissance à ces collections purulentes. Quoi qu'il en soit, je le répète, les écoulements dus à des lésions tuberculeuses du canal sont rares, bien qu'existant incontestablement. Ce qu'on observe beaucoup plus souvent, ce sont des blennorrhagies passées à l'état chronique chez des malades qui sont ou qui deviendront tuberculeux, ou, pour être plus exact, ce sont les uréthro-cystites que l'on observe communément chez ces malades. Ceux que l'on a appelé des candidats à la tuberculose présentent en effet, lorsqu'ils contractent des blennorhagies, une déplorable tendance à la localisation dans les parties profondes.

Le rhumatisme et la muqueuse des voies urinaires exercent l'un sur l'autre une action réciproque et bien évidente. De même qu'on voit des uréthrites tuberculeuses en dehors de tout processus blennorrhagique, de même aussi on a constaté des uréthrites purement rhumatismales; néanmoins, ce fait est très exceptionnel. Chez les rhumatisants, la blennorrhagie revêt des caractères spéciaux. Dans ma dernière leçon, je vous ai cité un exemple frappant de la rapidité avec laquelle l'urèthre postérieur d'un rhumatisant peut être envahi pendant la période aigüe. Il va sans dire que si l'uréthrite vient à passer à l'état chronique, ce qui est habituel dans la diathèse rhumatismale, c'est dans la portion membrano-prostatique que se localise particulièrement l'inflammation. Par suite, les cystites et les orchites sont, dans ces conditions, des complications auxquelles on doit toujours s'attendre. D'ailleurs, pour le rhumatisme, non plus que pour la tuberculose, la blennorrhagie ne crée pas une diathèse de toutes pièces: elle aide seulement au développement de manifestations qui, sans elle, ne seraient peut-être apparues que beaucoup plus tard. Ici encore, elle sert de véritable pierre de touche.

Pour ce qui est de l'influence de l'herpétisme sur l'uréthrite blennorrhagique, je ne m'y arrêterai point, n'ayant pas à cet égard d'opinion basée sur mon observation personnelle. Je me contenterai de constater simplement qu'elle a été reconnue par des auteurs compétents, sans être toutefois aussi nettement caractérisée que celle des diathèses dont je viens de vous entretenir.

Il me reste quelques mots à vous dire de la part qui revient à l'état local de l'urèthre dans la prolongation d'un écoulement blennorrhéique.

Quelques auteurs ont pensé que la plupart des uréthrites chroniques persistaient grâce à un rétrécissement et que par conséquent il suffisait de rétablir le calibre du canal et de lever la stricture pour tarir le suintement uréthral. De là, ces dilatations à l'aide de bougies, Béniqué ou autres, qui peuvent certainement avoir de véritables avantages, mais qui employées hâtivement ont souvent abouti à inoculer la blennorrhagie à l'arrière-canal jusque-là indemne et à déterminer des cystites, des prostatites et des orchites. M. Otis (de New-York), qui admet, comme vous savez, ce qu'il appelle les *rétrécissements larges* de l'urèthre, ne se contente même pas de la dilatation: il lui ajoute l'uréthrotomie interne pour guérir les uréthrites chroniques.

Je ne prétends pas qu'une coarctation n'entretienne pas un certain degré d'inflammation de la muqueuse, les lésions qu'elle présente en arrière des rétrécissements le démontrent péremptoirement. Ce que je ne puis admettre, c'est la coïncidence habituelle du rétrécissement et de la goutte militaire ; c'est la corrélation intime de ces deux lésions, c'est la subordination de l'écoulement chronique à un rétrécissement plus ou moins large de l'urèthre. Les faits ne sont pas d'accord avec ces idées et il importe de vous le dire, puisque le choix de vos agents thérapeutiques dépend directement de l'opinion que vous adopterez.

A l'autopsie d'un individu atteint depuis sept ans d'uréthrite, et dont je vous parlerai plus longuement dans ma prochaine leçon, nous n'avons pu découvrir la moindre trace de stricture, même commençante. Mais il vaut mieux, parce que cela est très probant et en même temps bien plus aisé, s'en rapporter à la clinique qu'aux pièces anatomo-pathologiques. Je vous rends à tout instant témoins de la non coïncidence des écoulements et des strictures. Les recherches précises auxquelles s'est livré mon élève, M. Jamin, expriment en chiffres ce que je vous démontre dans les salles.

M. Jamin a constaté que sur 61 rétrécis qui sont passés dans mon service dans les six premiers mois de l'année 1882, quatre seulement étaient affectés d'un écoulement appréciable. De plus, sur les 103 malades atteints d'uréthrite chronique, dont ce jeune chirurgien a reproduit les observations dans sa thèse, une dizaine environ portaient un rétrécissement dû à leurs blennorrhagies antécédentes. Les faits sont donc contraires à cette doctrine étiologique, qui conduirait à ne traiter que le rétrécissement et à ne tenir aucun compte de l'écoulement chronique. Ils démontrent surtout, et la statistique de M. Jamin le précise, que l'uréthrite chronique se développe et se perpétue dans la majorité des cas en l'absence de toute stricture. Et l'on ne saurait, lorsque l'on étudie la question de l'étiologie dans son ensemble, être surpris de ce résultat.

Il me suffira, en terminant, de vous indiquer l'influence

possible d'une atrésie du méat ou d'une étroitesse du prépuce. Sans aucun doute il y aura toujours intérêt à remédier à ces vices de conformation s'ils sont assez prononcés pour mériter une opération ; mais là encore il y a tendance de la part de quelques auteurs à beaucoup trop accorder à ces petites malformations.

Leur rôle est certainement restreint, et lorsque l'on veut rester sur le domaine des faits, tenir compte de tous les enseignements qu'ils vous donnent, sans préférence théorique et sans parti pris thérapeutique, on arrive à conclure que l'étiologie de l'uréthrite chronique soulève des questions bien plus hautes que celles qui ressortioocnt de l'état local, et que, sans négliger un seul instant l'étude très exacte des lésions et la recherche précise de leurs localisations, ainsi que nous tenterons de le faire dans la prochaine leçon, il faut largement accepter l'influence indéniable de l'état général dans un grand nombre de cas.

---

### Troisième leçon.

#### ANATOMIE PATHOLOGIQUE DE L'URÉTHRITE CHRONIQUE.

Avant d'aborder la symptomatologie de l'uréthrite chronique, je dois au préalable vous exposer les lésions de cette affection. Or, il est peu de questions anatomo-pathologiques, sur lesquelles règne une obscurité aussi profonde. L'insuffisance des autopsies en est certainement la cause, et l'on a essayé de suppléer au petit nombre d'examens cadavériques par des interprétations plus ou moins exactes de faits cliniques diversement appréciés.

Déterminons tout d'abord le siège des lésions ; nous en verrons ensuite la nature ; puis nous étudierons les caractères microscopiques des écoulements.

Vous savez que l'opinion généralement admise assigne comme dernier refuge à l'urèthrite les parties les plus profondes du canal, les portions membraneuse et prostatique. En passant à l'état chronique, l'inflammation uréthrale se cantonne, dit-on, dans ces régions, qui deviendraient ainsi le lieu de production de la goutte militaire. Certains auteurs même ne craignent pas d'affirmer l'origine prostatique de presque tous les écoulements chroniques de l'urèthre, et ils se basent surtout, à cet égard, sur les sensations éprouvées par le malade dans la région périnéale, soit spontanément, soit par l'exploration du canal. L'anatomie vient d'emblée renverser cette théorie. Ne savons-nous pas en effet que l'urèthre antérieur s'étend très profondément et ne se termine qu'en traversant le ligament de Carcassonne ou aponévrose périnéale moyenne : la région périnéo-bulbaire lui appartient encore. Or, comme c'est elle (nous le verrons dans un instant) qui est le siège habituel des lésions de la blennorrhée, je renverserai la proposition en disant que la blennorrhagie chronique se localise ordinairement dans l'urèthre antérieur, en avant de la portion membraneuse.

Dans l'avant dernière leçon, je vous ai montré qu'à l'état aigu l'uréthrite n'envahissait l'arrière-canal que sous certaines conditions. Tantôt la propagation s'opère spontanément, chez les diathésiques par exemple, et entre autres chez les rhumatisants et les tuberculeux, confirmés ou virtuels ; tantôt au contraire l'inoculation de l'urèthre profond s'exécute par les bougies ou les sondes, qui portent le pus dans une région fermée par le sphincter inter-uréthral, mais le plus habituellement par les injections. Quand l'affection devient chronique, quand l'inflammation s'est progressivement atténuée, la portion membrano-prostatique reste, à plus forte raison, indemne.

Deux ordres de preuves, les unes cliniques, les autres anatomo-pathologiques, en se confirmant réciproquement, viennent appuyer cette manière de voir.

Quand on interroge un malade atteint d'uréthrite chronique sur le moment de la journée où il constate son écoulement, il répond d'ordinaire que c'est le matin, au réveil, qu'il aperçoit, perlant au méat, une goutte plus ou moins incolore. Toute la nuit, la portion membraneuse est resté hermétiquement fermée par le sphincter inter-uréthral et la première miction ne l'a pas encore entrouverte. Or, lorsque vous voyez pratiquer des instillations argentiques chez nos malades, vous pouvez remarquer que de toutes les gouttes déposées en arrière de la portion membraneuse pas une seule ne revient au méat; par contre, à peine en a-t-on laissé tomber deux ou trois dans la région bulbaire qu'immédiatement elles refluent au dehors, si la boule olivaire de l'instillateur n'est pas suffisamment volumineuse pour former bouchon. Il est naturel d'admettre que ce résultat expérimental se produit naturellement dans l'uréthrite chronique. Si la goutte de muco-pus était née dans l'urèthre profond, elle ne pourrait pas forcer la barrière membraneuse, et elle ne serait expulsée qu'avec le premier jet d'urine. Elle s'est donc produite et agglomérée, pendant la nuit, dans l'urèthre antérieur: elle a lentement cheminé et, le matin, elle arrive au méat. D'ailleurs, pendant le jour, l'écoulement ne reparaît pas: le canal est fréquemment balayé par l'urine, et la goutte n'a pas le temps de se former. Si cependant les mictions sont très espacées ou si la sécrétion muco purulente est très abondante, il n'est pas rare de constater d'autres gouttes dans la journée.

Voilà donc une première preuve clinique de la localisation de l'uréthrite dans l'avant-canal. On pourrait objecter, il est vrai, qu'il existe en même temps des lésions dans l'urèthre profond et que la sécrétion accumulée en arrière du sphincter membraneux s'écoule mélangée à l'urine. Une seconde preuve est par conséquent nécessaire: elle nous est fournie par l'exploration uréthrale à l'aide des bougies à boule olivaire. Avec cet instrument, on va successivement à la recherche du muco-pus dans l'un et dans l'autre urèthre, et vous m'accorderez que cette preuve directe est totalement convaincante.

On s'arme d'un explorateur à boule de moyen volume, n° 15 ou 16 par exemple. Une olive de plus fort calibre présenterait l'inconvénient de produire un frottement trop complet à l'aller sur les parois uréthrales et de refouler au devant d'elle la sécrétion cherchée. Enfoncé d'abord jusqu'au milieu de la portion spongieuse, l'instrument ne ramène le plus souvent que très peu ou même point de liquide; mais si, une seconde fois, on le conduit dans le cul-de-sac du bulbe, jusqu'à l'entrée de la portion membraneuse contre laquelle on le sent buter, il rapporte alors sur le talon de la boule une certaine quantité de muco-pus caractéristique. Cette manœuvre est répétée quatre ou cinq fois, en se gardant toujours de forcer le sphincter membranéux. L'urèthre antérieur est de cette façon nettoyé, ramoné si j'ose m'exprimer ainsi. Du reste, pour compléter cette petite opération, on peut pratiquer à l'aide d'une injection poussée à *canal ouvert* un lavage de ce premier urêthre: on sait que le liquide, injecté dans ces conditions, ne franchit jamais la portion membraneuse.

Alors seulement, on pénètre dans l'urèthre postérieur. Si la boule exploratrice sort sans aucune trace de sécrétions purulentes, où si celles-ci ne s'écoulent pas dans la minute qui suit l'entrebaillement de la barrière sphinctérienne, on est certain que la portion membrano-prostatique est indemne.

Je puis maintenant vous traduire numériquement le degré de fréquence de l'uréthrite anté et rétro-membraneuse. Sur 103 malades atteints d'écoulement chronique, M. Jamin a trouvé la sécrétion siégeant 74 fois dans l'urèthre antérieur et 29 fois seulement dans l'arrière-canal. D'ailleurs, presque tous les individus affectés d'uréthrite postérieure avaient en même temps de l'uréthrite antérieure.

En outre, si l'on considère les faits, non plus qui accompagnent, mais qui suivent l'uréthrite, on voit que les rétrécissements blennorrhagiques n'occupent jamais que l'urèthre antérieur et que le plus étroit est toujours situé à la région bulbaire. On a tenté d'attribuer cette intégrité de la portion membrano-prostatique à une différence de structure; mais je crois qu'il est plus simple d'admettre que les coarctations se développent dans les points où l'inflammation a été plus vive, et surtout plus prolongée. La disposition anatomique de la portion bulbeuse suffit pour expliquer la localisation si fréquente et la persistance des lésions dans le cul-de-sac uréthral. Celui-ci, formant une sorte de réceptacle déclive où le pus s'accumule et

reste stagnant, ne rappelle-t-il pas le cul-de-sac vaginal postérieur de la femme, duquel la vaginite est si difficile à déloger?

Depuis le commencement de cette leçon, je n'ai invoqué que
des faits cliniques : ils ont en effet une importance vraiment
prépondérante dans l'histoire de l'uréthrite chronique, comme
dans celles de beaucoup d'autres affections uréthrales. Aussi,
m'avez-vous souvent entendu répéter qu'en pathologie urinaire,
il vaut mieux, dans certains cas, étudier l'anatomie pathologique
sur le vivant, au lit du malade, qu'à l'amphithéâtre d'autopsies.

Abandonnons maintenant le terrain de la clinique, et abordons
celui de l'anatomie pathologique: nous obtenons de suite la confirmation de cette donnée importante à tous égards, à savoir la
localisation habituelle de l'uréthrite chronique dans le cul-de-
sac du bulbe. Les autopsies sont rares ainsi que je vous le disais en commençant ; quelques-unes cependant existent dans la
science ; et, dans l'Atlas des maladies des voies urinaires, que
je publie avec la collaboration du Dr Bazy, se trouvent deux
planches dessinées, d'après nature, et figurant les lésions de
l'uréthrite chronique.

La première représente les pièces d'un homme qui, porteur
d'un écoulement chronique depuis sept ans, a succombé dans
mon service à la suite d'un érysipèle de la face, le 21 avril 1877.
C'est un exemple manifeste du cantonnement exclusif des lésions dans la région bulbeuse de l'urèthre. A l'autopsie, en effet,
on constata l'intégrité absolue des voies génito-urinaires, sauf
au point indiqué. La prostate, la vessie, les glandes de Cow-
per étaient saines, ainsi d'ailleurs que les reins et les testicules.
La muqueuse uréthrale, elle même, était tout à fait normale
dans la région membrano-prostatique et dans les trois cin-
quièmes antérieurs de la portion spongieuse. Mais, à l'entrée
de l'urèthre membraneux, la muqueuse semble nettement sec-
tionnée dans le sens transversal ; lisse et indemne en arrière
de cette limite précise, elle est au contraire en avant irrégu-
lière, notablement vascularisée et très superficiellement exul-
cérée. En outre, on distingue à ce niveau un semis de petites

granulations rosées et légèrement saillantes. Ces lésions occupent toute la région périnéo-bulbaire et une partie de la région
scrotale, c'est-à-dire une étendue de 4 à 5 centimètres environ. Si leur limite postérieure est brusque et nette, en avant
elles vont en diminuant graduellement jusque vers le milieu de
la portion pénienne.

J'attirerai votre attention non seulement sur cette localisation des lésions, mais aussi sur leur disposition. Ainsi, dans la
portion périnéo-bulbaire, elles tapissent exclusivement la face
inférieure, laissant à peu près intacte la face supérieure de l'u-
rèthre; dans la portion scrotale au contraire, on les trouve sur
toute la circonférence du canal. Cette disposition est donc en
rapport avec l'anatomie pathologique et la genèse des rétrécissements. Vous savez, en effet, que, dans les strictures, le tissu
fibreux rétractile existe surtout dans la région périnéo-bulbaire
à la face inférieure de l'urèthre, tandis qu'en avant, dans les
portions scrotale et pénienne, il forme un anneau plus ou
moins étendu, mais complet. Hâtons-nous d'ajouter que, chez
ce malade, on ne découvrait nulle apparence de rétrécissement.
Pendant la vie, on lui avait passé des explorateurs à boule volumineuse sans éprouver la moindre résistance, et son urèthre,
une fois incisé et étalé sur la table d'amphithéâtre, ne présentait
aucun point rétréci. D'ailleurs, les lésions que je viens de signaler étaient superficielles et exclusivement bornées à la muqueuse ; elles n'atteignaient pas le tissu sous-muqueux.

Un autre enseignement doit donc être tiré de l'examen de
cette pièce anatomo-pathologique. C'est la confirmation de ce
que je vous disais dans ma dernière leçon au sujet de la coexistence rare de l'uréthrite chronique et du rétrécissement. Ce
malade qui, depuis sept ans, était affecté d'un écoulement et,
par conséquent, atteint de lésions uréthrales n'avait même pas
ce que certains praticiens ont cru devoir appeler un *commencement de rétrécissement*. Aussi, de même que vous vous garderez d'admettre la genèse spontanée des rétrécissements, de
même je vous conseille de ne ne pas croire à l'apparition trop
hâtive de ces strictures. Souvent il s'est écoulé de nombreuses

années depuis la blennorrhagie causale, avant qu'on parvienne à découvrir dans le canal un point plus étroit.

La seconde pièce, dont je vous parlais tout à l'heure, appartenait à un jeune homme, atteint d'épispadias et qui était entré dans notre salle Saint-Vincent, en 1877. Malgré son vice de conformation très accentué, puisque le canal était largement ouvert depuis le méat jusqu'à la racine de la verge, cet homme avait contracté une blennorrhagie qui durait depuis plusieurs mois. Or dans cette gouttière, qui remplaçait la paroi supérieure de l'urèthre, il était facile de constater *de visu* les lésions de l'uréthrite chronique. C'étaient, comme dans le cas précédent, des exulcérations et des granulations de la muqueuse, peut être un peu plus volumineuses, très confluentes dans le cul-de-sac du bulbe et diminuant progressivement de nombre d'arrière en avant. La moitié antérieure de la portion pénienne était absolument intacte.

Ces deux faits me sont personnels ; comme je vous le disais en commençant cette leçon, la clinique et certaines autopsies sont d'accord pour prouver la plus grande fréquence des altérations de la muqueuse dans l'urèthre antérieur, et spécialement dans le cul-de-sac bulbaire. Est-ce à dire pour cela que l'urèthre profond ne soit jamais atteint?

Loin de moi cette pensée, et les chiffres que je vous citais, il n'y a qu'un instant, répondent que, dans près d'un tiers des cas, il existe une urèthrite à la fois antérieure et postérieure, soit plus exactement 29 fois sur 103. Du reste, quelquefois aussi les autopsies ont montré des lésions dans l'urèthre profond. Ainsi dans la récente et excellente thèse d'un élève de M. le professeur Gosselin, le Dr Guelliot, est rapportée l'autopsie d'un individu qui, au cours d'une blennorrhagie durant depuis sept mois, succomba à une poussée aiguë de tuberculose. Chez lui, l'urèthre n'était hyper-vascularisé qu'en deux points : la fosse naviculaire et la région membraneuse. Là, la muqueuse était rouge violacée avec de nombreuses arborisations vasculaires qui, en avant, se prolongeaient en forme de traînées sur la face inférieure du canal jusqu'à 10 centimètres du méat. Il n'y avait pas de granulation apparente. Cette autopsie confirme d'ailleurs notre opinion, qui admet la propagation de l'uréthrite à la région membrano-prostatique chez les diathésiques, puisque cet individu était tuberculeux; l'inflammation s'était même étendue plus loin et avait gagné la vessie, les vésicules séminales, les canaux déférents. Du reste, lorsque l'arrière-canal est envahi, il est très rare que l'inflammation reste limitée à la muqueuse uréthrale. Les différents organes qui débouchent dans ce segment de l'urèthre sont ordinairement atteints, et les orchi-épididymites, les prostatites, les cystites sont fréquentes. Aussi, dès que le processus inflammatoire a franchi le sphincter membraneux, il faut s'attendre, aussi bien dans l'état chronique que pendant la période aiguë, à de véritables uréthro-prostatites, et surtout à des uréthro-cystites, qui constituent parfois un reliquat très prolongé de la blennorrhagie.

La nature des lésions, dont nous venons d'étudier les localisations habituelles, ne nous arrêtera pas longtemps; car, malheureusement, les examens histologiques font défaut. Cependant, les auteurs s'accordent en général pour admettre que ces altérations sont exclusivement muqueuses, et non sous-muqueuses; c'est d'ailleurs ce que j'ai pu constater macroscopiquement dans l'autopsie dont je vous ai tout à l'heure rapporté les détails. Dans ce cas, comme dans celui de l'épispade, il existait des granulations uréthrales manifestes. Mais, en rencontre-t-on dans toutes les uréthrites chroniques?

Un ancien chirurgien de cet hôpital, M. Désormeaux, le pensait. S'appuyant sur ses examens endoscopiques, il regardait la granulation comme la lésion type, tout à fait caractéristique de la blennorrhée. De là, il concluait à l'existence d'un *virus granuleux*, capable de déterminer des granulations identiques du col utérin, de la conjonctive, etc... Cette théorie, déjà soutenue autrefois par un auteur belge, M. Thiry, me paraît trop exclusive. Tout en admettant volontiers la grande fréquence des granulations uréthrales, sortes de bourgeons charnus d'une plaie qui suppure, je ne crois pas qu'on doive les considérer

Guyon. 3

comme la lésion absolument spécifique de l'uréthrite chronique. En effet, à côté de cet état granuleux, on a pu constater des altérations tout aussi nettes, telles que « l'arborisation linéaire, « l'injection ponctuée, la tuméfaction de la muqueuse, sa des- « quamation épithéliale, son exulcération, l'inflammation de ses « glandules ». (Fournier.)

Il me reste, avant de terminer cette leçon, à vous dire quelques mots de la nature des écoulements. Si les examens histologiques de la muqueuse uréthrale atteinte d'inflammation chronique nous manquent, par contre l'analyse microscopique des sécrétions, étant plus facile à répéter, a été pratiquée plus complètement. L'an dernier, j'avais chargé mon interne, M. Jamin, d'étudier au microscope tous les écoulements uréthraux qu'il pourrait rencontrer dans notre service, et il est arrivé ainsi à recueillir les observations de 103 malades : les résultats de ses examens sont d'ailleurs consignés dans sa thèse.

Quels que soient l'aspect et la coloration de l'écoulement, que la sécrétion provienne de l'urèthre antérieur ou de l'arrière-canal, le microscope révèle toujours la présence de deux éléments pour ainsi dire essentiels : des leucocytes et des cellules épithéliales.

Plus la blennorrhagie est de date récente, plus les globules blancs prédominent : ce sont eux qui donnent au liquide sa coloration jaunâtre et son opacité. Ces cellules de pus prolifèrent par la segmentation de leur noyaux. C'est à peine si l'on trouve alors quelques cellules épithéliales plus ou moins déformées. Lorsque l'uréthrite avance en âge, la proportion de ces éléments se renverse : on ne découvre plus dans le liquide, devenu incolore, que de rares leucocytes, mais l'épithélium y abonde.

Celui-ci est en général assez nettement cylindrique et le volume de ses cellules est très variable : aussi, est-il impossible de préciser si elles viennent de la muqueuse elle-même, des glandules uréthrales, de la prostate ou de la vessie.

Tel est l'aspect microscopique d'un écoulement de l'urèthre antérieur, qui est, vous le savez, le plus fréquent.

Dans quelques cas d'uréthrite postérieure, mais alors seulement qu'il y avait une prostatite subaiguë concomitante,
M. Jamin a trouvé, se surajoutant aux deux éléments précédents,
leucocytes et cellules épithéliales, des corpuscules que M. Robin
signale comme caractéristiques du liquide prostatique.

Ces granulations, arrondies, d'apparence graisseuse, à centre
brillant et à bords obscurs, dénotaient incontestablement l'existence d'une subinflammation de la prostate, se traduisant par
une hypersécrétion de son liquide. Les petites concrétions con-
centriques, décrites aussi par M. Robin dans l'humeur prostatique, n'ont jamais été rencontrées dans les écoulements uréthraux.

Enfin, ces filaments, ces petits bouchons blanchâtres, que
certains malades expulsent pendant la miction et qui nagent
ensuite dans l'urine au grand effroi des patients, ont été également étudiés au microscope. Ils ne sont constitués que par des
leucocytes et des cellules épithéliales, agglutinés par une certaine quantité de mucus : jamais on n'y a découvert aucun
cadavre de spermatozoïde. Il est bien évident que ces petits
filaments sont l'indice d'un suintement de l'urèthre postérieur,
puisqu'ils sont rejetés seulement quand le jet d'urine entr'ouvre
le sphincter inter-uréthral, en arrière duquel ils se sont accumulés. Si la sécrétion qui les constitue avait pris naissance
dans l'avant-canal, ils seraient arrivés au méat avant d'être
ainsi agglutinés, comme d'ailleurs tous les écoulements antérieurs. Ces bouchons muqueux représentent donc, pour ainsi
dire, la goutte militaire de l'urèthre profond et sont le reliquat
d'une ancienne uréthrite postérieure.

En somme, vous voyez que l'étude microscopique des écoulements uréthraux, tout en nous faisant connaître leur composition histologique, ne nous renseigne que fort peu au point
de vue du diagnostic. Qu'ils viennent de l'un ou de l'autre
urèthre, ils ne renferment toujours que des cellules épithéliales, lesquelles n'ont rien de caractéristique, et des globules
blancs : ceux-ci plus abondants au début, celles-là plus nombreuses à la fin de l'affection. Il est cependant deux faits im-

portants que vous devrez retenir au sujet des écoulements chroniques de l'arrière-canal : ce sont d'une part la nature et la signification de ces filaments muqueux qui nagent dans l'urine, et, d'autre part, la présence de ces corpuscules d'apparence graisseuse que l'on constate dans les cas assez rares où il existe un certain degré d'inflammation de la prostate.

Une autre question actuellement à l'ordre du jour est celle des microbes. Dans les examens microscopiques pratiqués par M. Jamin, ces organismes inférieurs ont été quelquefois rencontrés, surtout quand l'écoulement était de date relativement assez récente. M. Bouchard et ses élèves en France, et d'autres observateurs à l'étranger, les avaient d'ailleurs déjà décrits. Mais cette question, pour avoir une réelle valeur, réclame encore un complément de recherches, et surtout des cultures nombreuses. En terminant, je me contenterai donc de la signaler à votre attention ; elle deviendra peut-être un jour un des points intéressants de l'histoire de la blennorrhagie.

---

### Quatrième leçon.

#### SYMPTOMES ET DIAGNOSTIC DE L'URÉTHRITE CHRONIQUE.

La symptomatologie de l'uréthrite chronique a été forcément effleurée dans la précédente leçon, et il devait en être ainsi. Ne vous ai-je pas dit, en effet, qu'il faut savoir parfois pratiquer l'anatomie pathologique sur le vivant et accorder aux constatations de la clinique une importance égale à celle des lésions cadavériques ? Aussi avons-nous déjà fait servir l'exploration du canal à la démonstration des localisations de l'uréthrite et étudié les caractères microscopiques des écoulements. Mais il nous reste à envisager ces derniers sous d'autres rapports : ainsi, il est nécessaire de connaître leurs différents modes d'apparition au méat, leur abondance, leur coloration et leur consistance, l'aspect des taches qu'ils laissent sur le linge... Je terminerai cette leçon par le diagnostic de l'uréthrite chronique et de l'étude de ses complications les plus habituelles.

L'écoulement uréthral, dans l'affection qui nous occupe, est un symptôme constant et prédominant. C'est surtout lui qu'ont eu en vue les auteurs qui ont appelé la blennorrhagie chronique : blennorrhée, gonorrhée, goutte militaire, suintement habituel... : c'est lui dont se plaignent principalement tous les malades, et souvent à l'exclusion de tout autre ; c'est pour eux toute la maladie.

Très fréquemment, quand il dure depuis un certain temps, il n'est constitué que par une goutte plus ou moins incolore, venant perler au méat le matin, avant la première miction. Qu'elle arrive ainsi spontanément ou qu'une légère pression d'arrière en avant sur la verge détermine son apparition, cette goutte, lorsqu'elle se montre dans ces conditions, provient incontestablement de l'urèthre antérieur. A plusieurs reprises, je vous ai signalé la force expulsive de l'avant-canal ; et dans la dernière leçon, je vous rappelais encore l'expérience si concluante des instillations anté et rétro-membraneuses. Le liquide, suivant qu'il est déposé en arrière ou en avant du sphincter inter-uréthral, tombe dans la vessie ou arrive bientôt au méat. En arrière du sphincter, rien ne revient au méat, quelle que soit la quantité versée ; en avant, alors même que la boule est exactement au contact de la partie membraneuse, la plus petite quantité revient inévitablement à l'orifice uréthral, il suffit de deux ou trois gouttes pour que ce retour soit pour ainsi dire immédiat. Lorsque vous constatez ce suintement immédiat du matin, vous êtes donc certains que la lésion qui lui a donné naissance siège dans le canal antérieur ; et notre étude anatomo-pathologique nous a appris que le point le plus ordinairement atteint était le cul-de-sac bulbaire. Vous savez, en effet, qu'alors même qu'il est sécrété dans une partie aussi éloignée du méat, le liquide doit nécessairement y arriver, qu'il ne peut se diriger vers la vessie et qu'il serait incapable d'apparaître à l'orifice uréthral s'il avait eu à forcer la barrière sphinctérienne. C'est un point sur lequel nous allons insister tout à l'heure à propos des écoulements formés dans l'urèthre postérieur, mais que la physiologie du canal et l'expérimentation vous ont déjà appris.

Dans l'uréthrite chronique antérieure, l'écoulement se borne habituellement à cette unique gouttelette matinale ; cependant, il n'est pas très rare de constater d'autres gouttes dans la journée, quoique fort souvent aussi celles-ci soient balayées et entraînées par l'urine, au fur et à mesure de leur production ; tout dépend de la quantité ou, pour mieux dire, de l'abondance de la sécrétion. Plusieurs heures sont nécessaires pour qu'une goutte se forme et progresse spontanément jusqu'au dehors ; la nuit seulement se trouve réalisée cette condition, à moins que dans le jour les mictions soient très espacées ou la sécrétion abondante, comme dans les premières périodes de la blennorrhagie, par exemple, ou dans certains cas d'uréthrite chronique. Cette unique apparition matinale, ou cette rare et lente reproduction de l'écoulement diurne, témoignent bien d'un lieu d'origine éloigné du méat. Mais, si le lieu d'origine est éloigné, si la lésion qui le détermine se localise dans une région profonde du canal, il ne s'ensuit pas, comme on le croit, qu'elle atteigne l'urèthre postérieur.

S'il est, en définitive, facile de se rendre compte du mode d'apparition au méat de l'écoulement produit dans l'urèthre antérieur, il est moins simple de comprendre comment arrive à l'extérieur la sécrétion formée dans l'urèthre postérieur. Nous l'avons dit et tout le démontre, le sphincter inter-urèthral forme une barrière contractile qui ne s'ouvre et ne livre passage que sous l'influence d'une certaine impulsion que réalisent à l'état physiologique l'urine et le sperme pendant l'éjaculation.

On s'expliquerait mieux la marche rétrograde du produit de l'écoulement du côté de la vessie que son apparition au méat. Il est cependant incontestable qu'il y arrive et s'écoule à l'extérieur. Une première condition est pour cela nécessaire, c'est que le produit de sécrétion puisse s'accumuler dans l'urèthre profond sans descendre dans la vessie. La clinique nous démontre chaque jour la réalité de ce phénomène qui est bien digne de remarque, car il nous met à la fois sous les yeux un fait pathologique important, dont la thérapeutique doit faire son profit et nous prouve que le sphincter vésical, grâce à sa force tonique, ferme réellement l'entrée de la vessie. Je vous ai bien souvent fait remarquer ce qui se produit lorsque l'on pratique le cathétérisme chez des sujets atteints de cystite. Les malades eux-mêmes en font l'observation. Le premier jet d'urine est laiteux, évidemment chargé de pus, puis l'urine devient moins trouble, et enfin elle reprend une teinte blanchâtre et l'aspect purulent, lorsque la vessie achève de se vider. La simple inspection du jet d'urine peut, en dehors même du cathétérisme, vous démontrer ces faits ; mais c'est au cathétérisme ou à l'expérience des trois verres qu'il convient de recourir pour les bien observer. Le premier verre reçoit, en effet, un jet trouble qui va laisser déposer du pus ; le second verre en contient une plus faible proportion et renferme un liquide moins anormal ; le troisième, enfin, reçoit une quantité de pus qui est d'autant plus grande que la cystite est plus prononcée. Nous aurons à revenir sur ces observations et sur cette expérience et à utiliser leurs résultats. Faisons seulement remarquer que l'urèthre postérieur est habituellement malade dans la cystite et que, par conséquent, le traitement local de cette affection ne saurait se borner à l'emploi de lavages ou d'injections seulement portées dans la vessie, et que la lésion uréthrale doit, elle aussi, être modifiée, si l'on veut complètement poursuivre la cystite dans toutes ses localisations. Pour le moment, retenons surtout ce fait et tenons pour démontré que le pus sécrété dans l'urèthre postérieur s'accumule entre le sphincter membraneux et le sphincter vésical. Vienne une occasion, et ce pus si loin produit arrivera au méat.

Le plus souvent, c'est au commencement de la miction que le liquide contenu dans la portion membrano-prostatique parvient à s'échapper ; la colonne d'urine, en le poussant devant elle, l'expulse au premier jet. Aussi, feriez-vous un examen très imparfait des malades qui vous consultent pour des uréthrites chroniques, si vous négligiez de les faire uriner devant vous. C'est le cas d'utiliser l'expérience des verres, et soit que vous fassiez accomplir la miction dans deux ou trois verres, vous constaterez dans le premier une certaine quantité de pus en suspension qui ne tardera pas à se déposer et vous y trouverez aussi ces filaments dont je vous ai fait connaître la structure microscopique. Ils seront plus ou moins nombreux, plus ou moins volumineux, plus ou moins allongés, enroulés en massue, ou simplement filiformes ; vous rencontrerez aussi dans le premier jet des productions analogues qui se présentent sous forme plus ou moins pulvérulente ou qui ressemblent à des grains de semoule.

Nous ne voulons pas empiéter sur la question du diagnostic en vous disant dès maintenant que l'examen du second et du troisième verre vous apprendra que la localisation est seulement uréthrale, ou comme il arrive bien fréquemment *uréthro-vésicale*, et nous allons continuer à nous rendre compte des divers modes d'apparition de l'écoulement postérieur au méat.

L'écoulement peut en effet se produire en dehors des mictions. Il est alors spontané, mais il est intermittent, ne s'effectue qu'à intervalles plus ou moins éloignés et toujours avec une certaine abondance. Les malades en ont parfaitement conscience, ils ont le sentiment de la brusque arrivée du liquide au dehors, ils se sentent mouillés et leur linge, ainsi que je vous le dirai tout à l'heure, est largement maculé.

C'est encore pendant les efforts de défécation, si toutefois l'urine n'a au préalable balayé le canal, que viennent au méat les sécrétions de l'urèthre postérieur. Les malades manquent rarement, lorsqu'ils observent ce fait, de se croire atteints de pertes séminales et plus d'une fois leur erreur a été partagée. Je n'ai pas besoin de vous dire que ces cas, où l'application topique du nitrate d'argent donne de beaux résultats, doivent être absolument séparés et distingués de ceux qui peuvent légitimement servir à étudier la thérapeutique de la spermatorrhée.

J'ai insisté sur les différents modes d'apparition des écoulements uréthraux au méat, non seulement parce que cette étude a été négligée malgré son importance, mais aussi parce que les caractères physiques de la sécrétion ont à certains points de vue une valeur séméiologique discutable. C'est cependant sur l'inspection de l'écoulement lui-même ou des taches qu'il produit sur le linge que l'on s'est basé non seulement pour diagnostiquer l'urétrite chronique, ce qui est légitime, mais aussi pour définir son degré et déterminer son siège, ce qui l'est beaucoup moins.

L'écoulement, nous vous l'avons déjà dit, est en effet le symptôme constant et prédominant de l'affection qui nous occupe et devait naturellement être l'objet de l'observation la plus attentive. Nous ne voulons pas contester l'intérêt de ces études et l'utilité de leurs résultats, mais nous devons nous attacher à vous montrer que, limitée à ces recherches, l'observation ne peut arriver qu'à des résultats insuffisants pour caractériser à la fois le siège et la nature des lésions de l'uréthrite chronique.

Tantôt transparent et incolore, tantôt opaque et muco-purulent, ou même tout à fait jaunâtre, le liquide reproduit assez fidèlement, a-t-on dit, le degré de l'inflammation de la muqueuse uréthrale. Il peut être clair, épais, et plus ou moins visqueux. Mais la quantité, la coloration et la consistance d'un écoulement sont sujettes à de telles variations sous la moindre influence (fatigue, boisson, coït, ou même simple pollution nocturne, érection prolongée...) que du jour au lendemain la sécrétion est parfois totalement modifiée. Aussi ne pourrez-vous accorder qu'une valeur très relative aux caractères physiques de l'écoulement. Les symptômes ou les variations des symptômes ne valent que par leur durée, et si le symptôme constant, c'est-à-dire l'écoulement, conserve toute son importance, s'il garde le rang de symptôme dominant, il ne saurait en être de même des modifications qu'il subit, en raison même de leur caractère variable, irrégulier, et de la durée souvent éphémère de ces variations.

Les taches que l'écoulement laisse sur la chemise et les linges des malades nous arrêteront un peu plus longtemps, non pas que je les croie capables de nous fournir des renseignements très précis, mais parce que quelques auteurs ont semblé les considérer comme un réel élément de diagnostic. Il est évident

que le nombre de ces taches varie suivant l'abondance de l'écoulement ; elles seront de même plus ou moins-confluentes. Tantôt
le linge est simplement maculé, tantôt il est comme durci et
empesé. En tous cas, ces taches sont toujours franchement
accentuées, leurs bords sont irréguliers, mais nettement dessinés
et alors même qu'elles sont confluentes, il est facile de reconnaître leurs contours. Aussi, bien que les malades soient disposés à tout rapporter à leur affection, vous ne confondrez pas
ces taches vraies avec des traces d'urine très foncée, ne déterminant sur le linge qu'une sorte de teinture qui n'est jamais
nettement limitée.

Quant à la coloration de ces taches, elle traduirait pour certains auteurs celle de l'écoulement, mais en l'exagérant.
M. Diday, par exemple, a établi à cet égard une véritable échelle
de gradation, quand il dit que « la goutte incolore produit une
« tache empesée, la goutte opaline une tache grisâtre, la goutte
« blanche une tache jaune, et la goutte jaune une tache verte...»

Ces résultats sont fort intéressants et j'ai tenu à vous les
signaler. Vous ne pourrez toujours examiner directement l'écoulement, mais en toute circonstance il vous sera loisible d'étudier
les taches et les malades ne se feront pas faute de vous les soumettre. Les uns ne changent pas de chemise pour que vous
ayiez sous les yeux le plus grand nombre de témoignages possible ; les autres n'hésiteront pas à découper leur linge ou à
vous apporter leurs chemises sales ; les plus ingénieux auront
recueilli sur des morceaux de chiffons leur sécrétions uréthrales.
Il faut donc être exercé aussi bien à reconnaître la coloration
des écoulements que la coloration des taches, et bien que
leur signification ne soit pas absolue, pour les raisons que
je vous ai dites, il n'en est pas moins vrai que ces colorations
servent à étudier le degré d'inflammation de la muqueuse ou
à témoigner des recrudescences plus ou moins passagères
qu'elle subit.

Mais je ne saurais aller plus loin et admettre avec les auteurs
que l'examen des taches suffit pour déterminer la nature des
sécrétions et reconnaître par exemple une sécrétion uréthrale

d'une sécrétion prostatique. Cela ne se peut que lorsque l'on a sous les yeux l'écoulement lui-même, et encore, est-il prudent de recourir au microscope. Le gommage du linge, l'étendue des taches ont-ils la signification qui leur est souvent accordée? Il n'est pas douteux que les glandules de l'urèthre ne puissent fournir des sécrétions qui empèsent et gomment le linge. On ne peut donc accorder de valeur à cette constatation. Il n'en est pas de même de l'étendue. Le mécanisme même, d'après lequel se fait le transport de la sécrétion de l'uréthrite postérieure, indique bien que les taches qu'elle détermine doivent être plus larges que celles de l'uréthrite antérieure. Il nous paraît cependant difficile d'établir avec quelque certitude un jugement sur de semblables éléments.

L'examen de l'urèthre donne au contraire des renseignements qui permettent, et d'examiner directement l'écoulement, et de préciser son siège. On ne devrait donc pas hésiter à recourir d'emblée à ce mode d'examen, si les manœuvres nécessaires à la mise en lumière de cette syptomatologie provoquée n'exigeaient pas l'introduction d'instruments. Il n'est pas toujours sans inconvénient d'explorer l'urèthre de malades atteints d'uréthrite chronique : nous vous le dirons en vous parlant, à propos du diagnostic, de ces cas trop nombreux où l'on a mal à propos supposé la présence de rétrécissements capables d'entretenir l'écoulement et de s'opposer à sa guérison. Je dois cependant déclarer que, lorsque l'uréthrite est franchement passée à l'état chronique, il est bien rare que l'exploration méthodique ait des inconvénients. Mais si l'ordre des choses m'amène à vous parler en ce moment de l'exploration, je dois vous avertir que par l'étude des commémoratifs et des symptômes fonctionnels, si rares dans l'uréthrite antérieure et si habituels dans l'uréthrite postérieure, vous pourrez dans la majorité des cas avoir déjà réuni les prinpales données nécessaires au diagnostic de la localisation, avant de mettre en œuvre l'examen direct.

Déjà, dans la leçon précédente, à propos de l'anatomie pathologique, et pour vous fournir l'un des éléments qui nous ont servi à déterminer les localisations de l'uréthrite chronique, je me suis longuement étendu sur cet examen méthodique du canal. Je serai donc très bref, mais je dois cependant vous rappeler que cette exploration doit se faire en deux actes, puisqu'elle s'adresse successivement aux deux urèthres, et vous indiquer ses règles.

Le premier acte comprend l'exploration de l'avant-canal. L'olive est choisie de façon à ne pas exercer de frottements ; elle doit cependant avoir un volume assez prononcé pour pouvoir se bien mettre au contact des parois uréthrales. Un numéro 16 ou 17 est suffisant. L'instrument est doucement enfoncé et conduit jusqu'au cul-de-sac du bulbe et ne s'arrête que lorsqu'il appuie sur le sphincter, ce dont on est bien facilement averti par la résistance de l'urèthre et par la sensation pénible ou douloureuse que le malade ne manque jamais d'accuser. Ce point sensible est d'ailleurs le seul que l'on rencontre dans l'avant-canal. La douleur provoquée est faible et restera faible, si l'on n'essaie pas de franchir, ce que l'on doit d'ailleurs complètement s'interdire si l'on veut bien examiner et seulement examiner l'urèthre antérieur. Cette limite est d'ailleurs si fixe, si précise, qu'il est impossible de ne pas le reconnaître. Nous savons, grâce à elle, que nous sommes au fond de l'urèthre antérieur, quelle que soit la distance franchie et le nombre de centimètres que mesure cette distance. Ramenant alors l'olive au méat, on la voit plus ou moins couverte de sécrétions jaunâtres, surtout appréciables au niveau du talon. Vous savez que cette exploration peut être répétée jusqu'à nettoyage de l'urèthre antérieur et que vous pouvez même le laver à l'aide d'injections. Mais, cette démonstration rigoureuse ne vous est nullement nécessaire, car déjà vous avez la preuve de la présence de l'écoulement dans le cul-de-sac du bulbe, et si rien ne vous conduit à penser que l'urèthre postérieur puisse être atteint, vous pouvez arrêter là votre exploration et instituer votre traitement.

Il me serait difficile de compter les cas où j'ai agi de la sorte, et dans lesquels la guérison de la maladie m'a démontré que le diagnostic de la localisation avait été bien fait par cette très simple et très inoffensive manœuvre. Ce n'est, en effet, que lorsque vous aborderez l'urèthre postérieur que votre exploration peut avoir des inconvénients et par cela même présenter des contre-indications.

Aussi pourrez-vous recourir à l'examen direct et méthodique de l'urèthre antérieur dans un délai beaucoup moins long que celui que vous devrez vous imposer avant de faire l'exploration de l'urèthre postérieur. Cela vous permettra d'agir dans des cas où la blennorrhagie, déjà à son déclin, ne peut encore être rangée dans l'uréthrite chronique, et dans lesquels sa résistance aux moyens ordinaires appelle une autre thérapeutique.

Il arrive quelquefois, lorsque l'on pratique l'examen de l'urèthre antérieur, que la sécrétion n'apparaisse au méat qu'après la sortie de la boule qu'elle suit presque immédiatement. Les parois écartées par l'olive se réappliquent derrière elle et expulsent la sécrétion jusqu'alors renfermée dans la portion bulbeuse. Ce phénomène est encore appréciable dans l'exploration de l'urèthre postérieur, qui constitue le second acte de l'examen direct du canal.

Lorsque par une pression légère le chirurgien traverse la région membraneuse, il détermine une sensation beaucoup plus douloureuse que celle qu'avait provoquée le simple contact d'arrivée au fond de la région bulbaire. Cette douleur, même dans les cas d'uréthrite, est peu exagérée et diminue toujours dans la traversée de la région prostatique. Il y a cependant à cet égard des différences chez les divers sujets, mais elles ne nous ont jamais paru assez accentuées pour nous permettre de baser sur la détermination de ce symptôme douloureux le diagnostic de la localisation de la lésion uréthrale. Ce n'est pas que le malade ne vous y invite : « C'est bien là que je souffre, vous touchez le mal. » Mais, c'est ce qui se produit d'habitude toutes les fois que l'urèthre profond est exploré, et le chirurgien doit être d'autant plus sévère sur l'interprétation de ce phénomène douleur, qu'il peut être très exagéré chez des sujets à urèthre parfaitement normal. C'est donc à la recherche de

l'écoulement qu'est encore consacré ce second acte de l'exploration et, comme nous le disions tout à l'heure, la sécrétion
cherchée ne tarde pas à apparaître à la suite de l'instrument qui
lui a ouvert la voie, ou sur le talon de l'olive. Il faut même,
pour plus de précision, ne pas pénétrer dans la vessie, se con-
tenter d'avoir franchi la portion membraneuse et d'avoir parcouru la région prostatique pour se mettre en devoir de ramener immédiatement l'instrument au méat. La couleur de la
sécrétion est ordinairement blanchâtre et contraste avec la
teinte jaune de la sécrétion de l'urèthre antérieur.

Après une exploration ainsi conduite, le chirurgien est exactement renseigné. Il sait si l'écoulement provient de l'urèthre
antérieur seul, de l'urèthre postérieur ou des deux urèthres.
C'est ainsi que nous avons pu reconnaître la plus grande fréquence de l'uréthrite antérieure, démontrer que si l'uréthrite
antérieure était le plus souvent isolée, l'uréthrite postérieure
s'accompagnait habituellement d'uréthrite antérieure.

Je ne m'attarderai pas à comparer l'examen que je vous
propose avec celui de l'endoscope. Avec cet instrument, on voit
la muqueuse uréthrale, mais il est impossible de déterminer
exactement le point de l'urèthre qui est soumis à l'examen. De
plus, au lieu d'un instrument délicat, souple, facile à manier
et à conduire, vous avez à enfoncer dans le canal un tube
volumineux, rigide, qui, malgré tous vos soins, distendra dou-
loureusement le canal. Il y a entre ces deux procédés la différence qui existe entre le toucher et le spéculum, et quelles que
soient les illusions qu'entretient chez certaines malades l'emploi du spéculum, tous les médecins savent que la somme des
renseignements fournis par le toucher est infiniment supérieure
à celle que peut donner le spéculum, dont les services sont, au
surplus, bien supérieurs à ceux que peut rendre l'endoscope.

L'examen direct sera complété par le toucher rectal. Cette
exploration vous renseignera sur l'état de la prostate et des
vésicules séminales. Cet examen n'est indispensable que lors-
vous avez des raisons de croire à l'existence d'une uréthrite

postérieure. C'est en effet par lui que vous pourrez éclairer certains points relatifs au diagnostic différentiel ou à la présence de complications. Nous aurons donc à revenir sur les résultats de ces explorations, et c'est encore à propos du diagnostic que nous vous reparlerons de l'examen de l'urine. Mais il importe, avant d'aborder l'étude des complications et du diagnostic, de nous renseigner sur ce que nous pouvons attendre de l'examen des symptômes fonctionnels et des commémoratifs.

Les symptômes fonctionnels sont à peu près nuls dans l'uréthrite antérieure. C'est l'uréthrite des gens bien portants, exempts d'influence diathésique ; et la localisation des lésions les met à l'abri de ces extensions de l'inflammation à toutes les parties qui confinent à l'urèthre postérieur et en font en quelque sorte un carrefour anatomique, et souvent pathologique. Cependant, la situation profonde de la localisation antérieure amène quelquefois les malades à se plaindre de gêne, d'une sorte de pesanteur dans le fond du périnée ; ils accusent aussi, lorsque l'affection a encore un certain degré d'acuité ou y revient sous l'influence des conditions que vous connaissez, un peu de chaleur, de légères cuissons qu'ils rapportent à toute l'étendue du canal, ou seulement au méat. Ils ont pu avoir, pendant l'évolution de leur uréthrite aiguë, des accidents de propagation et en particulier des orchites, mais ils n'accusent aucun symptôme pouvant faire soupçonner la persistance de ces lésions primitives. Il n'est pas rare, en effet, de voir complètement cesser, avec l'état aigu, toutes les localisations postérieures et de ne plus retrouver que celles de l'uréthrite antérieure. Il n'en est pas moins vrai que c'est en général pendant la période aiguë que se font les propagations à l'urèthre postérieur et aux organes qui s'y abouchent. Cependant, plus d'une observation m'a montré que cette propagation pouvait aussi s'effectuer pendant la période chronique. C'est ainsi que nous l'avons vu naître chez des sujets prématurément soumis à des cathétérismes, sous prétexte de traiter un rétrécissement, dont l'existence restait absolument à démontrer.

Dans l'uréthrite postérieure, au contraire, les symptômes fonctionnels se présentent à l'observateur qui veut les rechercher soit dans l'examen des manifestations locales qu'ils déterminent, soit dans l'étude même de l'état général qu'il faut, dans ces conditions, tenir à mettre nettement en lumière, aussi bien au point de vue du diagnostic que des indications du traitement. Nous n'avons point ici à énumérer les symptômes caractéristiques de certains états ou de certaines prédispositions diathésiques. Mais nous en savons trop l'importance pour ne pas rappeler que l'examen d'un malade atteint d'uréthrite chronique serait absolument imparfait si son état général n'était pas soigneusement étudié.

Nous devons, au contraire, insister sur un symptôme que l'on peut considérer comme à peu près constant. Nous voulons parler de la plus grande fréquence des mictions. Je l'ai observé chez la plupart des malades, et les recherches très précises de M. Jamin lui ont permis de le constater dans tous les cas où l'inflammation occupait l'urèthre profond. Il faut, il est vrai, interroger avec soin. Tout entier à son écoulement, le malade ne vous parlera pas de cette modification de ses mictions. Mais si vous lui faites raconter son histoire, vous apprendrez que les envies d'uriner sont devenues plus fréquentes à une certaine période de sa blennorrhagie, et que, depuis, ce symptôme a persisté ou s'est reproduit, avec plus ou moins de constanec avec des périodes d'aggravation ou de diminution. Il peut même y avoir d'assez longues accalmies. Aussi faut-il de toute nécessité que l'interrogatoire dépasse la période actuelle, car au moment où le malade vous consultera il peut être rentré, ou à peu près, dans la normale.

La fréquence des mictions n'implique pas la coexistence d'une cystite. Mais l'uréthro-cystite est si communément observée chez les anciens blennorrhagiques qu'il importe de toujours s'assurer que c'est à l'uréthrite seule, et non à l'une de ses complications, que l'on a affaire. Nous aurons, à propos du diagnostic, à nous occuper de ce point intéressant ; mais il est nécessaire, avant de l'aborder, de vous dire à quelles complications sont exposés les blennorrhagiques.

La cystite que nous venons de vous signaler est de toutes ces complications la plus fréquente. Née comme la plupart pendant la période aiguë de la blennorrhagie, elle lui survit dans un grand nombre de cas, et elle peut même, les faits le démontrent chaque jour, apparaître pendant l'évolution de l'état chronique. Ce n'est certainement pas l'urèthre profond qui est, comme on le professe habituellement, le seul refuge de l'uréthrite passée à l'état chronique. La vessie est tout aussi fréquemment, et plus fréquemment peut-être, le point où se localisent et se reproduisent les lésions nées de la blennorrhagie aiguë.

Nous vous avons déjà fait remarquer qu'il n'y avait pas de cystites chroniques sans uréthrite profonde concomitante. Il ne serait pas exact d'étendre cette proposition et de dire : qu'il n'y a pas d'uréthrite sans cystite. Rien de plus démontré que la localisation de la blennorrhagie dans l'urèthre postérieur. Nous avons cherché à prouver sa rareté, eu égard à la localisation bulbaire, mais nous admettons son existence et son évolution indépendante de toute complication, même de cystite.

Si l'observation réitérée des faits nous a démontré la fréquence de la cystite chronique de nature blennorrhagique, elle nous a, par contre, de plus en plus prouvé la rareté de la prostatite chronique. Si l'uréthro-cystite est commune, l'uréthro-prostatite est certainement exceptionnelle. Et cependant, le nombre des malades accusés de prostatite ou s'en croyant atteints est considérable. C'est, en effet, l'une des préoccupations les plus habituelles des anciens blennorrhagiques et des névropathiques que la prostatite chronique. Mais, lorsque vous analyserez les faits, lorsque vous étudierez soigneusement les symptômes, je ne crois pas me tromper en vous prédisant que vous arriverez à reconnaître, chez beaucoup de ces prétendus prostatiques, des cas d'uréthrite postérieure, voire même d'uréthrite antérieure, et plus souvent encore des uréthro-cystites

Guyon.                                                                                                    4

d'origine blennorrhagique. Nous ne saurions, en ce moment, entrer dans l'étude de ces questions intéressantes de la cystite et de la prostate chronique d'origine blennorrhagique, nous nous contenterons de vous indiquer tout à l'heure, à propos du diagnostic, les signes qui vous permettront de les reconnaître et de les différencier de l'uréthrite.

A vrai dire, la cystite et la prostatite seront les complications dont vous aurez le plus à tenir compte dans l'examen de vos blennorrhagiques anciens. L'épididymite et la vésiculite ont, en effet, une bien moindre importance.

Chacun connaît cependant la très grande fréquence des épididymites. Mais c'est bien plutôt à l'état aigu ou à la période de déclin que sont observées les propagations vers l'organe séminifère. Et, bien que l'uréthrite chronique puisse y donner naissance, cela est cependant rare.

La vésiculite est de toutes les propagations à l'appareil génital celle qui s'observe le moins souvent, aussi bien à l'état aigu qu'à l'état chronique. Disons une fois pour toutes que vous reconnaîtrez l'existence de cette complication en examinant le sperme, dont la coloration est tantôt jaunâtre, tantôt rosée ou rouge, véritablement sanglante, aux douleurs que le malade éprouve pendant et surtout après l'éjaculation, douleurs qui s'irradient dans le périnée, dans les aines et même dans le bas-ventre le long du cordon et des canaux déférents, douleurs que le toucher des vésicules peut provoquer, de même que la défécation, et qui se manifestent même d'une façon tout à fait spontanée et cependant très vive.

Nous en aurions fini avec les complications de l'uréthrite chronique s'il n'était nécessaire de vous rappeler que la propagation de la blennorrhagie peut ne pas s'arrêter à la vessie, mais gagner les uretères et atteindre les reins, et si nous n'avions surtout à revenir sur la question des rétrécissements de l'urèthre.

Déjà, à propos de l'étiologie, nous avons dû vous faire connaître notre sentiment à l'égard de la concomitance des rétrécissements et de l'uréthrite. Nous vous avons dit que l'examen le plus minutieux nous amenait à déclarer que cette concomitance n'avait rien d'absolu et que, bien loin d'admettre qu'uréthrite et rétrécissement fussent choses nécessairement liées, la clinique nous avait enseigné que l'on voyait nombre de rétrécis sans uréthrites et nombre de blennorrhagiques anciens sans rétrécissement.

C'est ainsi que sur un relevé de soixante et un rétrécis récemment passés dans nos salles et spécialement examinés dans ce but, nous n'en avons trouvé que quatre affectés d'écoulement. Vous savez que sur 103 cas d'uréthrite chronique, M. Jamin n'a constaté que 14 fois seulement l'existence d'une stricture plus ou moins étroite.

J'ai depuis longtemps démontré que la stricture, bien qu'elle soit dans l'immense majorité des cas d'origine blennorrhagique, n'est qu'une conséquence éloignée et souvent très éloignée de l'inflammation spécifique qui prépare son évolution. C'est donc une grave erreur, trop souvent commise, que de soupçonner un rétrécissement dans des cas où quelques semaines, et même quelques mois seulement se sont écoulés depuis l'apparition d'un premier écoulement. C'est une erreur regrettable, car elle amène à combattre par l'introduction de bougies un écoulement qui ne se termine pas ou ne se termine que trop lentement au gré du malade, et à déterminer des accidents auxquels le malade eût certainement échappé sans cette intervention malencontreuse. J'observe en ce moment un malade de 35 à 40 ans qui, atteint d'une blennorrhagie tardivement contractée et par cela même ennuyé de sa durée, a été soumis par un médecin, cependant fort éclairé, à ce traitement banal de l'introduction des bougies. Il en est bientôt résulté une épididymite, et comme le sujet est lympathique et affaibli, voilà tantôt un an que de rechutes en rechutes le malade a dû presque constamment se soigner, interrompre ses affaires et renoncer à ses projets. Ce n'est qu'après un traitement tonique joint à un traitement local approprié, après une saison d'eaux salines que j'ai pu améliorer l'engorgement épididymaire et empêcher les poussées d'état subaigu. Et encore existe-t-il, à l'heure actuelle, un noyau épididymaire volumineux et une hydrocèle que je serai sans doute obligé d'opérer. Or ce malade n'avait pas de rétrécissement et, sans autre thérapeutique, a guéri de son écoulement sous l'influence du traitement général.

Il n'est donc pas indifférent d'accepter une croyance qui peut vous amener à commettre des erreurs aussi regrettables de thérapeutique. Ce n'est pas à dire que je nie l'influence de strictures encore peu étroites dans certains cas, et que je méconnaisse l'utilité des bougies dans le traitement de ces cas et même chez certains malades non rétrécis; mais, ne vous laissez aller à explorer que lorsquo l'étude des antécédents vous aura permis d'admettre qu'un rétrécissement peut déjà se constituer et, dans tous les cas, lorsque votre malade sera bien quitte de tout phénomène subaigu. Au surplus, si vous explorez tardivement, n'oubliez pas que les rétrécissements ne siègent que dans l'urèthre antérieur, jamais dans l'urèthre profond, pas plus dans l'urèthre membraneux que dans l'urèthre prostatique, et bornez-vous à étudier avec votre explorateur cet urèthre antérieur où vous découvrirez de très bonne heure les lésions du rétrécissement si vous savez méthodiquement les rechercher.

L'examen des questions de diagnostic et leur exacte solution sont donc ici, comme pour toute autre affection, la préface obligée de toute indication et de toute action thérapeutique.

Le diagnostic de l'uréthrite chronique est en réalité facile, si l'on ne veut résoudre que la question de la présence de l'écoulement. Ce diagnostic est déjà posé lorsque le malade se présente au chirurgien. Mais cette constatation, sur laquelle il y a cependant possibilité d'erreur, n'est qu'un des points nécessaires à l'exacte définition de la maladie. Vous avez à reconnaître *le siège* de l'écoulement, vous avez à préciser la nature de l'affection. Le diagnostic étiologique a en effet la plus grande importance. Nous avons trop insisté sur l'influence *du malade* pour avoir besoin d'y revenir. Mais nous ne saurions trop vous répéter que, si vous n'avez pas complètement étudié le malade, vous ne saurez convenablement apprécier et traiter *la maladie*. Quant au diagnostic de la localisation, vous savez aussi son importance et vous n'ignorez pas que l'étude même du malade peut vous aider à la résoudre. Mais ce n'est jamais sur des inductions que s'établit le diagnostic anatomique, et pour définir le siège de la lésion, vous aurez à recourir et à l'étude des symptômes et à l'examen direct. Nous avons étudié la valeur séméiologique de chacun des symptômes et exposé dans leurs détails les manœuvres de l'exploration. Il ne nous resterait donc rien à ajouter pour que vous soyez à même de faire un diagnostic exact et complet, si nous n'avions à vous renseigner sur certaines erreurs que commettent souvent les malades à la recherche d'un écoulement et sur les signes qui vous permettront de diagnostiser les complications de l'uréthrite chronique.

Chez certains névropathes, chez les nosomanes et chez les sujets fréquemment soumis à des excitations génitales alimentées par leurs pensées et leurs lectures, et plus encore chez ceux qui prolongent outre mesure les attouchements sans arriver au coït, vous observerez fréquemment des écoulements abondants de l'urèthre. Ces écoulements peuvent, en effet, presque simuler une éjaculation, bien qu'il n'y ait pas de propulsion brusque, ils mouillent le malade et sont accompagnés d'un certain degré de sensation. Ils se produisent fréquemment et facilement, et l'urèthre presque toujours humide devient pour ces sujets une cause de préoccupation. Bien souvent ces malades se considèrent et sont considérés comme des spermatorrhéiques ; bien souvent aussi, ils se croient atteints d'uréthrite chronique. L'examen le plus simple vous démontrera facilement leur erreur. Le liquide qu'ils rendent est d'une transparence parfaite : à peine contient-il quelques petits points opalins chez ceux dont le canal n'a pas été sans reproche ; ce liquide, qui a l'aspect de la salive sublinguale ou de la glycérine, est onctueux, filant ; pris entre les doigts, il s'agglutine et s'étire, pour ainsi dire. C'est le liquide que sécrètent les glandes bulbo-uréthrales. C'est donc une sécrétion purement physiologique, exagérée sans doute par les conditions et les circonstances que je vous ai indiquées, mais ce n'est ni du liquide spermatique, ni une sécrétion blennorrhéique. Il n'y a donc pas à insister,

Plus difficile est l'étude diagnostique relative aux complications. Nous la limitons aux deux complications les plus habituelles ou fréquentes, la cystite et la prostatite.

L'examen de l'urine vous donnera, pour la cystite, de très précieux renseignements. L'épreuve des trois verres a, en particulier, une grande utilité. Dans l'uréthrite, ce n'est que dans le premier que vous trouverez le pus et les filaments sécrétés et accumulés dans l'urèthre postérieur. Dans la cystite, vous trouverez également du pus dans le second et le troisième verre et en particulier dans ce dernier. Dans la cystite, en un mot, vous aurez le témoignage de la réalité et du degré de la sécrétion vésicale mélangée aux urines. Et alors même que la cystite est peu prononcée, vous trouverez toujours dans les dernières gouttes le témoignage de la sécrétion de la vessie ; quelquefois des striations sanguines apparaîtront au milieu de la sécrétion purulente. D'ailleurs, dans la cystite vous aurez non seulement la fréquence, mais des besoins impérieux, et à la fin de la miction le témoignage de la sensibilité du col pendant les dernières et brusques contractions de la vessie. Vous diagnostiquerez donc aisément l'uréthro-cystite, et j'ajoute que vous la diagnostiquerez souvent, car elle est, ainsi que je vous l'ai dit, très fréquente. Vous rencontrerez aussi nombre de cas où prédominent franchement les symptômes de cystite et où l'uréthrite est à peine reconnaissable. Mais ces cas s'éloignent trop de ceux que nous étudions pour que j'y insiste, bien qu'ils appartiennent en propre aux blennorrhagiques.

La prostatite chronique vous donnera, comme l'uréthrite profonde, une sécrétion qui apparaît avec le premier jet de l'urine, pendant la défécation et sous forme d'éjaculation. L'erreur est donc possible et elle est souvent commise. Ce n'est pas en consultant la sensibilité intra-uréthrale de la prostate que vous vous renseignerez, mais en l'explorant par le rectum. Vous

pourrez alors savoir si cette glande est sensible à la pression,
si elle est augmentée de volume, si elle est modifiée dans sa
consistance ; si vous avez de la prostatite parenchymateuse et
non pas seulement de la prostatite muqueuse, ce qui, à vrai
dire, n'est pas de la prostatite, mais de l'uréthrite postérieure ;
vous trouverez toujours que le tissu glandulaire est ou augmenté de volume, ou plus consistant, ou empâté, ou sensible.
Mais ce n'est pas seulement sur ces constatations, cependant
fort importantes, que vous établirez votre diagnostic. Chez les
prostatiques, vous trouverez des mictions nocturnes qui n'existent pas chez les blennorrhagiques, et si vous ne voyez de produits sécrétés que dans la première partie de la miction, vous
verrez assez souvent poindre après la miction des grumeaux
transparents, d'aspect et de consistance gommeuse ; vous aurez
enfin la ressource de l'examen microscopique de la sécrétion
qui peut, ainsi que je vous l'ai dit, offrir des caractères nettement distinctifs. Mais vous conclurez surtout de l'ensemble de
votre examen et vous tiendrez surtout compte de celui que vous
aura fourni le toucher rectal.

## Cinquième leçon.

### PRONOSTIC ET TRAITEMENT DE L'URÉTHRITE CHRONIQUE.

La durée des maladies est l'un des éléments qui servent à
établir leur pronostic. Si la lenteur et l'irrégularité dans la marche, si les récidives habituelles ou facilement provoquées suf-
fisaient pour permettre de porter un pronostic fâcheux, à coup
sûr l'uréthrite chronique serait rangée dans les affections les
plus sérieuses. Rien de moins déterminable, en effet, que sa
marche et sa durée, rien de moins facile à prévoir que ses ter-
minaisons.

Mais si l'on ne peut toujours faire espérer une guérison prochaine, si l'on ne peut et si l'on ne doit indiquer un terme au
traitement, l'observation permet cependant d'affirmer que les
uréthrites chroniques guérissent, que le traitement a sur leur

guérison une influence le plus souvent décisive, et qu'alors même qu'elles persistent, il est rare que des complications surviennent sous leur seule influence. Combien de malades, las de lutter contre l'apparition d'une goutte matinale ou peu soucieux de cette apparition, vivent en bonne intelligence avec un ennemi, en somme peu redoutable; combien en sont atteints sans même s'en douter. Il n'est pas inutile de vous le rappeler, et il sera de votre devoir de faire savoir aux malades que la poursuite indéfinie d'une blennorrhée n'est vraiment nécessaire ni pour eux ni pour la sécurité des personnes avec lesquelles ils ont des relations sexuelles.

Il est donc permis d'affirmer que, malgré les lenteurs, les difficultés et même chez quelques malades l'impossibilité de sa guérison, l'uréthrite chronique ne comporte pas un pronostic sévère; qu'elle peut, dans nombre de cas, laisser vivre en sécurité celui qui en est atteint, sans l'exposer à la communiquer.

Il est cependant vrai que, si l'appréciation que nous venons de formuler est d'accord avec l'observation d'un grand nombre de cas, il en est de nombreux encore qui obligent à établir des réserves et à modifier ce jugement. Vous êtes tout d'abord conduits à tenir le plus grand compte de l'état d'esprit de vos malades. Vous savez quelle peut être l'intensité de leurs préoccupations. Certains d'entre eux arrivent à tout subordonner à leur état; ils sont prêts à renoncer à leurs habitudes, à sacrifier tout ce qui les empêchera de réaliser leur besoin de traitement. De pareils sujets deviennent facilement la proie d'un industrialisme d'autant plus coupable, qu'il est exercé par des médecins. Votre devoir est de faire comprendre à ces esprits troublés combien leurs appréhensions sont exagérées; à les mettre à l'abri des malsaines spéculations auxquelles je viens de faire allusion. De semblables dispositions mentales rendent votre rôle plus difficile, peuvent empêcher la régulière et saine application du traitement et rendent par cela même le pronostic plus défavorable.

Mais vous aurez surtout à compter avec l'état général du sujet. J'ai trop souvent indiqué l'influence des diathèses sur la

marche des blennorrhagies, pour que vous ne pressentiez pas
qu'une influence, capable de favoriser sa propagation et son
passage à l'état chronique, ne contribue pas à perpétuer sa
durée. Il vous sera trop souvent donné de constater que c'est à
la négligence apportée dans l'examen du malade tout entier
qu'est due l'indéfinie durée de la maladie. Le traitement local
ne peut donner de résultats chez toute une grande catégorie de
malades que s'il est efficacement aidé ou longtemps précédé par
un traitement général approprié. Aussi bien au point de vue
du pronostic que de la formule des indications du traitement,
la recherche patiente, minutieuse, complète des états diathésiques confirmés ou larvés, doit être poursuivie avec sagacité. Cela
est indispensable pour votre pronostic et c'est peut-être la trop
grande, la trop unique préoccupation de l'examen local, qui
laisse planer sur l'étude de la marche, de la durée et des termi-
naisons des blennorrhagies chroniques, les incertitudes que
j'étais obligé de vous signaler tout à l'heure.

J'irais beaucoup trop loin et je cesserais de m'inspirer de l'observation, si je n'ajoutais que vous aurez grandement aussi à
compter avec l'état local pour établir votre pronostic. Une uréthrite antérieure est certainement d'un pronostic plus favorable
qu'une uréthrite postérieure; elle est surtout plus exempte de
complications. Elle peut, néanmoins, ne pas rapidement guérir. Mais c'est cependant dans ces cas que vous pourrez observer de rapides modifications sous la seule influence du traitement local, et ces faits heureux pourront aussi, mais dans des
cas moins nombreux, se rencontrer chez certains malades atteints d'uréthrites profondes. La constatation de rétrécissements
est encore un élément fort important du pronostic, mais il n'a
pas par lui-même, de signification absolue; car, s'il est des sujets
où l'élargissement du canal suffit pour que l'écoulement dispa-
raisse, il en est d'aussi nombreux peut-être, chez lesquels l'uréthrite persiste malgré le rétablissement du calibre normal, et
ne cède qu'au traitement général ou local qui convient au cas
particulier.

. Vous n'avez pas seulement à tenir compte du rétrécissement confirmé pour établir votre pronostic. Vous devez aussi ne pas oublier que c'est sous l'influence de la durée, de la répétition des écoulements que se constituent les épaississements et les strictures de l'urèthre. Mais ce serait aller beaucoup trop loin que de penser que tout écoulement chronique conduit au rétrécissement. Encore moins aurez-vous à prévoir la possibilité d'ulcérations dont la réalité est fort contestable, et que je ne saurais, pour ma part, admettre que dans les cas de tuberculisation uréthrale, seule circonstance où il m'a été donné de les observer ; vous n'aurez pas davantage à vous préoccuper de ces suppurations péri-uréthrales que l'on observe pendant la période aiguë ou à son déclin. Elles sont d'ailleurs fort rares et, malgré les travaux intéressants auxquels a donné lieu, en particulier, l'inflammation des glandes bulbo-uréthrales par exemple, tous les observateurs sont d'accord pour reconnaître leur extrême rareté.

J'ai à peine besoin de vous dire que votre pronostic devra également peser les autres complications que je vous ai signalées, telles que les uréthro-prostatites et les uréthro-cystites. Ces propagations n'aggravent pas toujours sensiblement la situation du malade. Tout dépend encore de l'état général, et chez des sujets non prédisposés aux diathèses, vous pourrez obtenir, sans plus de délais que dans les cas de simples localisations uréthrales, la guérison des complications que je vous ai signalées. C'est donc encore la question du terrain qui dominera votre pronostic.

Il est enfin une question à laquelle j'ai déjà fait allusion, et qui a une importance majeure au point de vue du pronostic, car il ne s'agit plus seulement du malade qui demande vos conseils, mais des personnes avec lesquelles il cohabite. Souvent vous serez consulté par des jeunes gens, qui avaient constaté sans s'y arrêter davantage la présence de gouttes matinales ou de petites taches sur le linge ; mais ils sont à la veille d'un mariage et, sous l'influence d'un sentiment que vous devez partager, ils viennent vous demander avis. Ils désirent être guéris ou rassurés.

Ils veulent savoir si leur écoulement chronique n'est pas sus-
ceptible d'être transmis.

La question est délicate et il ne faut pas hésiter à dire qu'elle
est difficile à trancher. Il serait désirable que la doctrine mi-
crobienne nous vînt en aide et qu'il fût établi de par les faits
que l'écoulement qui ne contient pas d'organismes est par cela
même stérile. Mais rien de semblable ne saurait être aujourd-
'hui affirmé. Ce n'est pas à une simple investigation microscopique, mais à un examen clinique que nous avons à recourir. Et vous savez quelles sont les difficultés d'observations
semblables ; elles comportent l'examen de faits qu'il est le plus
souvent impossible de contrôler dans tous leurs détails. Aussi
la solution de cette question est-elle déclarée difficile par tous
ceux qui s'en sont occupés. Cependant, nous avons pu vous affirmer tout à l'heure que dans nombre de cas l'uréthrite chronique pouvait être considérée comme n'étant pas contagieuse.
C'est ce qui résulte en effet de l'observation habituelle, mais ici
encore, cette partie du pronostic demande des réserves.

Je ne voudrais, pour ma part, vous engager à rassurer vos
malades qu'à la condition d'avoir affaire à un écoulement blennorrhéique, c'est-à-dire à peine coloré, ne se reproduisant
que le matin, ou accidentellement dans la journée, ne se ré-
chauffant pas depuis longtemps sous les influences qui ordinairement l'exagèrent. Je ne voudrais pas surtout vous conseiller de laisser passer outre, pour peu que la coloration,
l'abondance, les sensations permissent, *malgré la longue durée*,
de ne pas éloigner toute idée d'un certain degré d'inflammation. Vous savez, en effet, que lorsque toute inflammation
n'est pas bien éteinte, il y a facilement des recrudescences sous
l'influence de la reprise des rapports sexuels, d'infractions à
l'hygiène, de fatigues un peu grandes, d'excitations répétées
ou prolongées. Comme règle de pratique, je vous engage à
vous en référer à ce qui devra toujours vous inspirer dans
l'exercice de votre art, c'est-à-dire de toujours accepter, lorsqu'il y a doute, la supposition la plus grave et d'agir en conséquence. C'est donc à l'application du traitement que vous

conclurez dans la majorité des cas et vous demanderez, s'il est nécessaire, un délai pour le faire suivre.

En abordant l'étude du traitement de l'uréthrite chronique, je me propose d'insister surtout sur ses principes et sur les rè-gles de son application. Je ne croirais pas remplir la tâche que nous poursuivons et je ne serais plus en accord avec les prin-cipes posés dans cette étude, si je venais vous proposer des remèdes, vous fournir des formules ou des recettes, lorsque j'ai à vous donner les éléments d'une médication. Ce sont d'ail-leurs les moyens de guérir qui nous manquent le moins. Je mo garderai bien de passer en revue tous ceux qui ont été préco-nisés. La preuve de leur efficacité est encore à faire et ce n'est pas toujours, il s'en faut, les seules inspirations de la clinique qui leur ont donné naissance. Je ne saurais d'ailleurs mieux faire que de vous répéter ce que dit à ce sujet M. le professeur Fournier : « Les formules empiriques, les médications d'aven-ture sont plus nuisibles dans cette forme de la maladie, que dans toute autre ». Il faut en effet obéir à des règles cliniques basées sur une observation sincère et répétée, et ne pas oublier que l'uréthrite ne passe à l'état chronique, dans l'immense ma jorité des cas, que sous l'influence de causes qu'il vous sera toujours possible de déterminer, si vous savez observer.

C'est donc à soustraire le malade à l'influence de ces causes, à les atténuer, à les combattre que vous devrez avant tout vous attacher. Nous avons étudié dans la deuxième leçon l'étiologie de l'uréthrite chronique et justifié dès lors notre insistance en vous faisant prévoir que vous ne pouviez comprendre et appli-quer les principes de la thérapeutique difficile et délicate dont nous nous occupons, que si vous réunissiez les éléments d'une enquête étiologique, exacte et approfondie. Si nous insistons encore en ce moment, c'est que nous voudrions à tout prix vous prémunir contre l'empirisme, qui, malgré les enseignements les meilleurs et les plus autorisés, règne encore dans cette par-tie de la pratique. Nous nous sommes attaché à montrer com-bien grande était la part qu'il convient de faire à l'état du malade. Nous avons même voulu mettre sous vos yeux l'influence précoce de la diathèse alors que la maladie est dans sa période la plus aiguë, et peut-être avons-nous pu prouver que dès ce moment le passage à l'état chronique pouvait être prévu. Ce que nous venons réclamer de vous avec une nouvelle insistance, c'est d'étudier votre malade et de le traiter. De cette manière de procéder dépend, dans un nombre de cas, si nombreux qu'ils sont pour nous la majorité, la guérison de la maladie ; soit que le traitement général suffise à lui seul pour la faire disparaître, soit qu'il devienne l'auxiliaire du traitement local et le *sine qua non* de son efficacité.

Si l'état général du malade le prédispose à la chronicité de l'écoulement et à son entretien, les fautes qu'il commet si souvent jouent aussi un rôle considérable, aussi bien dans le passage à l'état chronique que dans la durée excessive de l'uréthrite. On l'a dit souvent, et on ne saurait trop le répéter, les infractions à l'hygiène, la négligence apportée dans le traitement, sont des causes sur lesquelles l'attention doit toujours être appelée, mais c'est plus encore les infractions à l'hygiène que les négligences du traitement que vous aurez à combattre. Il est en réalité très difficile de ne pas commettre de fautes contre l'hygiène, non seulement parce que ses prescriptions sont complexes, obligent à profondément modifier le genre de vie habituel, mais surtout parce qu'il faut de toute nécessité que les malades y restent soumis, pendant un temps dont la durée doit largement excéder celle de la maladie. C'est donc bien souvent par un rappel sévère à l'hygiène que vous commencerez le traitement. Vous aurez à régulariser aussi bien l'hygiène alimentaire, que l'hygiène de la peau, du mouvement, des vêtements, de la température et surtout l'hygiène sexuelle. Vous interdirez les épices, les salaisons, les viandes faisandées, les asperges, la bière , les liqueurs , le champagne de Bourgogne, et souvent les coquillages, les crustacés, les poissons de mer; vous conseillerez d'user modérément de café, de vins purs, de condiments, de fromages forts et d'autres mets analogues. Vous vous garderez cependant d'imposer un régime débilitant. La plupart de vos malades auront plus besoin d'être tonifiés qu'affaiblis. Vous conseillerez les frictions stimulantes sur tout le corps, les bains de courte durée additionnés de sous-carbonate de soude à la dose d'au moins 250 grammes, d'alcoolat de lavande, les bains salés ou sulfureux. Vous demanderez à vos malades d'éviter les grandes fatigues, mais vous les inviterez à une certaine activité. Le traitement des uréthrites chroniques n'exige pas la cessation des habitudes ou des occupations, mais tout en laissant à cet égard une grande latitude, sachez vous opposer aux veilles prolongées, aux fatigues trop répétées des soirées ou des spectacles. Vous exigerez, si la saison le demande, un vêtement chaud, autant que possible l'usage de la laine, et vous avertirez bien de l'influence souvent détestable des refroidissements. Vous aborderez enfin dans tous ses détails la question des rapports sexuels. Leur suspension absolue est exigible toutes les fois que l'écoulement est coloré et assez abondant pour fournir des taches dans la journée; on peut les tolérer, et l'on y est bien obligé, lorsqu'il n'y a qu'une goutte matinale peu colorée et aucun indice d'inflammation, mais nous vous l'avons déjà dit: la reprise des rapports sexuels ne peut entrer dans le formulaire du traitement de l'uréthrite chronique. Cette reprise peut, ainsi que l'a dit Ricord, être la condition de la guérison définitive. Mais lorsqu'il en est ainsi, à part de rares exceptions, c'est que l'écoulement était à son déclin. Aussi, n'attendrez-vous pas toujours qu'il y ait disparition absolue pour rentrer dans la vie habituelle, mais ferez-vous bien de conseiller de rester dans les limites d'une sage prudence tant que l'écoulement persistera même à ce faible degré. Vous ne ferez abstraction que pour des sujets que ni l'hygiène ni les traitements les plus consciencieux n'ont pu modifier et qui devront, comme nous vous l'avons dit, se résigner à vivre avec leur ennemi. Ceux-là du reste, tout en reprenant leurs habitudes sexuelles, devront aussi s'imposer assez de réserve pour ne pas ramener leur écoulement à un état plus aigu.

Si vous avez à imposer des restrictions au plus grand nombre vous pourrez avoir, dans maintes occasions, à réagir contre les exagérations de régime de certains sujets timorés ou mal conseillés. Il est arrivé à tous les médecins de guérir des uréthrites chroniques en conseillant de mettre fin à un régime débilitant et à des privations inopportunes. Je n'en ai jamais eu d'exemple plus remarquable que chez un jeune homme près duquel je fus appelé pour une blessure peu grave qui ne se cicatrisa que difficilement et qui, depuis longtemps atteint d'un écoulement qui l'avait conduit à modifier trop sévèrement son régime, guérit à la fois de sa blessure tout d'abord retardée dans sa cicatrisation, et de son uréthrite chronique, en se soumettant à un régime franchement réparateur, en reprenant notamment l'usage du vin, et en cessant l'emploi de toute espèce de médicaments anti-blennorrhagiques.

C'est souvent, en effet, des restrictions que vous aurez à apporter dans le traitement, ou bien encore à en corriger la mauvaise direction. Il n'est pas un blennorrhagique qui ne se traite, car s'il est vrai que tout le monde veut être plus ou moins médecin, c'est surtout pour la blennorrhagie que se vérifie cette tendance. Donneurs de conseils et vendeurs de médicaments, n'ont jamais manqué et ne manqueront jamais pour les malades dont nous nous occupons. Excès de balsamiques, excès d'injection, application intempestive de ces moyens, telles sont les particularités que vous aurez à constater. De telles constatations indiquent votre conduite. Aussi devons-nous vous dire, avec tous les auteurs qui ont sérieusement étudié cette question, que souvent il vous sera donné de guérir par le simple rappel à l'hygiène ou par la meilleure direction imprimée au traitement. Et, puisque nous parlons d'une meilleure direction du traitement spécifique, disons que nous avons souvent vérifié la justesse des conseils donnés par Ricord, et constaté que les balsamiques sont parfaitement utilisables dans le traitement de l'uréthrite chronique. Certes ils n'ont pas l'action remarquable que vous êtes habitués à leur voir fournir dans la blennorrhagie aiguë, mais ils agissent et d'autant mieux qu'on les donne, selon le conseil de Ricord, à petites doses soutenues, longtemps prolongées. Le cubèbe fraîchement pulvérisé et l'essence de santal jaune de bonne provenance sont surtout utiles. Mais, il faut s'empresser de le reconnaître, c'est à des agents thérapeutiques qui n'ont rien de spécifique, c'est à de véritables médications, ce sera aussi à un traitement local approprié, qu'il faudra recourir dans la majorité des cas ; ce sont ces deux points qu'il nous reste à examiner.

Vous n'attendez pas l'exposé des médications qui conviennent aux diathésiques, vous avez appris à les connaître et à les manier dans les cliniques médicales, et je ne puis mieux faire que de vous engager de faire appel à ces précieux enseignements. Mais ce que je dois vous bien dire, surtout au moment où nous allons arriver à parler des médications locales, c'est que vous ne sauriez trop être médecins en présence des malades dont nous nous occupons. Extrêmement nombreuses seront les occasions où vous aurez à modifier l'état général. Ce n'est pas seulement chez les diathésiques que votre intervention médicatrice sera utile. C'est encore chez les sujets plus ou moins fatigués et surmenés qui vous consulteront pour un écoulement et que vous traiterez en visant tout d'abord les déchéances ou les amoindrissements de leur santé générale.

L'hydrothérapie sera l'un des agents les plus sûrs et les plus puissants de cette reconstitution, et je vous engage à la conseiller toutes les fois que vous n'y trouverez pas de contre-indications. Et vous devrez être scrupuleux dans leur recherche, puisque souvent vous pouvez vous trouver en face de rhumatisants ou de prédisposés à la tuberculose, pour lesquels la médication hydrothérapique peut, sans doute, être quelquefois acceptée, mais qui ne devra être conseillée qu'après mûr examen de toutes les circonstances pouvant permettre de bien dresser le bilan des prédispositions pathologiques ou même des lésions acquises par votre malade. Les préparations ferrugineuses ne doivent pas non plus être prescrites sans que l'examen des contre-indications ait été bien établi ; mais, à part les conditions qui pourront vous en faire rejeter l'emploi, elles vous donneront les meilleurs résultats dans la catégorie de malades sur lesquels j'appelle actuellement toute votre attention. Parmi ces préparations l'iodure de fer est l'une de celles auxquelles j'ai recours avec le plus d'avantages. C'est encore dans ces cas que conviennent les bains salés et sulfureux. Ces moyens peuvent être conseillés, non seulement sur place, mais, quand la saison et les circonstances le permettent, vous aurez grand profit à envoyer vos malades faire des saisons sulfureuses, des saisons aux eaux salines thermales, ou de longs séjours aux bains de mer. Alors même qu'il y a des complications et que vous vous trouvez en face d'uréthro-cystites ou d'uréthro-prostatites, vous devrez hardiment préférer les séjours et les stations que je vous indique, aux eaux qui jouissent de la réputation de s'appliquer au traitement des voies urinaires et auxquelles on envoie beaucoup trop banalement nombre de malades qui auraient usé, avec beaucoup plus de profit, d'eaux ou de séjours beaucoup moins spéciaux. Ce n'est pas que je récuse l'importance des éaux minérales auxquelles je fais allusion, je veux simplement vous mettre en garde encore ici contre ces prescriptions empiriques que je cherche à combattre.

Ce ne sont pas les seuls reconstituants auxquels vous pourrez avoir recours : les arsenicaux, l'huile de foie de morue vous rendront aussi de grands services. L'huile de foie de morue créosotée sera particulièrement utilisée chez ceux de vos malades sujets à des sécrétions catharrales habituelles et chez ceux qui ont à la fois l'urèthre et la vessie atteints par la blennorrhagie. Mais à ceux qui n'ont qu'une simple uréthrite elle pourra souvent être utile. C'est un des médicaments dont j'ai eu le plus à me louer en diverses circonstances, et qui est habituellement bien toléré aux doses indiquées par MM. Gimbert et Bouchard.

Je vous le répète, ces médications sont applicables en dehors des états diathésiques, et il est important, à mon avis, de les bien établir, car si vous ne vous croyez obligés de recourir aux ressources de la thérapeutique médicale que chez ceux de vos malades qui offrent des lésions manifestes ou des prédispositions évidentes, vous perdriez de très fréquentes occasions de

Guyon.                                                                 5

guérir et vous risqueriez fort de vous attarder dans l'usage rou-
tinier d'une médication locale qui, malgré votre attention, vos
soins et votre savoir spécial, resterait sans effet, faute d'un
adjuvant nécessaire. C'est ce que je viens d'observer encore
tout récemment chez un malade qui, après avoir été soigné de
la façon la plus correcte par les médications locales les plus
dignes de confiance et par les mains les plus attentives, s'est
confié à mes soins. J'ai refusé d'aborder la médication locale
avant d'avoir fait suivre un traitement hydrothérapique et,
après quelques mois de douches journalières, j'ai pu, en quelques séances, tarir une uréthrite qui résistait depuis plusieurs
années et qui cependant était localisée dans le cul-de-sac du
bulbe, sans jamais avoir envahi l'urèthre profond.

A plus forte raison, je n'ai pas besoin de vous le dire, devrez-
vous préparer vos malades à la médication locale, lorsque vous
aurez la crainte de dispositions diathésiques ; à plus forte raison
devrez-vous être réservés dans son emploi et la subordonner à
la médication générale qui, en tout état de cause, servira au
malade et le plus souvent même, vous permettra d'agir utilement et même efficacement sur la maladie, c'est-à-dire sur les
lésions de l'urèthre.

La médication locale de l'urèthre a une valeur que les considérations que je viens de vous présenter ne doivent pas vous
faire méconnaître, et c'est d'elle que je dois vous entretenir
en dernier lieu. Ce n'est pas qu'elle occupe le dernier rang
dans le traitement de l'uréthrite chronique qui ne saurait, dans
la très grande majorité des cas, être guérie sans son secours,
mais qui n'est bien traitée que lorsque l'on a su à propos com-
biner son action à celles des médications qui doivent la précéder, ou la seconder, par leur emploi simultané.

La médication topique de l'urèthre comprend les injections,
les cautérisations et l'emploi des bougies; nous allons successivement étudier le mode d'application de ces agents, en reve-
nant, s'il est nécessaire, chemin faisant, sur quelques-unes de
leurs indications.

Sans entrer dans l'historique complet de la médication locale de l'urèthre, je vous rappellerai que c'est surtout depuis les xv° et xvi° siècles que l'on s'est appliqué à agir directement sur la muqueuse uréthrale enflammée à l'aide d'injections, de pou‑ dres et de bougies médicamenteuses. L'on ne s'était guère préoccupé, tout d'abord, de localiser l'intervention à une por‑ tion plus ou moins restreinte du canal ; l'invention des porte‑ caustiques de Lallemand et de Chassaignac, dans la première moitié de ce siècle, eut pour objet de tenter de borner l'action du médicament à tel ou tel point de l'urèthre. Or, c'est princi‑ palement lorsque passée à l'état chronique, la blennorrhagie s'est cantonnée dans son refuge le plus habituel, le cul‑de‑sac du bulbe, que la limitation de l'influence modificatrice devient une nécessité. Si l'agent médicamenteux est suffisamment éner‑ gique, et il doit l'être, il pourra fâcheusement influencer les portions saines de la muqueuse uréthrale ; trop faible, il ne remplira pas son but et demeurera inefficace sur les points al‑ térés, où devait se concentrer toute la puissance du remède. Le siège des lésions vous est connu : c'est, la plupart du temps, le cul‑de‑sac bulbaire ; quelquefois (un tiers des cas), c'est en ou‑ tre la région membrano‑prostatique.

Examinons comment les principaux moyens thérapeutiques préconisés de nos jours répondent à cette indication de la loca‑ lisation du traitement.

Les *injections* constituent le remède pour ainsi dire classique de l'uréthrite, arrivée à la période chronique. Elles sont alors parfaitement indiquées. Dans ma première leçon, en vous par‑ lant de la capacité de l'urèthre antérieur, je vous ai montré de quelle façon se comportaient les liquides injectés à l'aide de la petite seringue de verre que vous connaissez tous, suivant qu'ils sont poussés à canal ouvert ou fermé, lentement ou d'un seul coup, en petite ou en grande quantité à la fois. Dans le premier cas, ils baignent et lavent seulement l'avant‑canal, si on les laisse s'écouler par l'orifice externe de l'urèthre, à me‑ sure qu'on les injecte. Dans le second, si l'on pratique une sorte d'injection forcée en appliquant aux lèvres du méat le bec

de l'instrument, presque inévitablement ils forceront le sphincter inter-uréthral et feront irruption dans la portion membrano-prostatique. Les lésions siégent le plus souvent, il est
vrai, dans le canal antérieur, mais dans la partie la plus recu-
lée de ce premier urèthre, dans le cul-de-sac du bulbe. Est-ce
le malade qui pourra apprécier la quantité de liquide ou la force
de pression nécessaires pour atteindre ce point éloigné? Ne ris-
quera-t-il pas, d'un autre côté, de le dépasser et d'influencer ou
même d'inoculer l'arrière-canal, jusque-là indemne? Pour éviter cette invasion de l'urèthre postérieur, on a prétendu qu'il
suffisait de s'asseoir sur le barreau d'une chaise, d'appliquer un
tampon au périnée, de serrer la racine de la verge avec les
doigts. Or, dans ces cas, le liquide ne forcera probablement pas
la barrière sphinctérienne, puisqu'il n'atteindra même pas la
région bulbeuse, lieu d'élection des lésions qu'il devait modifier. Toutes ces précautions sont tout au moins illusoires.

Il est inutile, je crois, d'insister plus longtemps sur les difficultés, sinon le danger du mode d'administration des injections. Et, cependant, vous aurez à les utiliser. C'est, je vous l'ai
dit à l'instant, une des médications les mieux indiquées dans
l'uréthrite chronique. Elles viendront très efficacement en aide
au traitement général et même au traitement local plus actif,
que vous aurez cru devoir instituer. Souvent la combinaison
d'une médication appropriée et d'injections astringentes ou légèrement cathérétique assurent la guérison. Elles ne peuvent
être complètement efficaces, il est vrai, que lorsque l'urèthre
antérieur est seul atteint, mais sont utilisées lorsque, les deux
urèthres étant malades, l'écoulement de l'urèthre antérieur est
abondant; elles sont, bien entendu, simplement adjuvantes
dans ces cas.

Il ne suffit pas, lorsque vous prescrirez des injections, de
fournir une formule. Il est très important de bien expliquer le
*modus faciendi*. L'opération doit être faite en deux temps et
avec la seringue en verre, dite à injection, cet instrument est
plus aisément maniable que les petites poires en caoutchouc.
L'injection se fait à canal fermé et la moitié du liquide douce-

ment poussé est immédiatement rendu libre , en lâchant le
méat, le malade lui permet de s'échapper. Il a ainsi lavé le canal qui, dès lors préparé, reçoit la seconde moitié de l'injection.

Cette dernière partie du liquide médicamenteux doit être
gardée deux ou trois minutes; des frictions douces aident à le
répartir dans tout l'urèthre antérieur et à bien assurer son contact; le méat est ensuite libéré et le liquide s'échappe. Vous
avez de cette manière agi dans tout l'urèthre antérieur et vous
n'avez pas risqué de pénétrer au delà. Ce dosage de la quantité
de liquide injecté est la meilleure précaution à prendre contre
l'envahissement de la région profonde, en y joignant une impulsion douce vous aurez toujours une action limitée et mesurée.

La composition des injections peut varier à l'infini et il est
peu de produits du règne animal ou végétal qui n'aient été in-
troduits dans le canal. C'est aux injections astringentes ou fai-
blement cathérétiques que je vous conseille de recourir. De
même que pour les balsamiques, l'action doit être douce et répétée; il faut que le malade puisse s'injecter tous les jours et
même deux fois par jour. N'employez jamais d'injections caustiques. Si l'indication de la cautérisation se présente, vous devez faire vous-mêmes le traitement et utiliser l'agent modificateur de façon à ne toucher que les points malades, à parfaitement localiser l'action du caustique. Aussi n'utiliserez-vous le
sulfate de cuivre ou le nitrate d'argent en injections qu'à faibles
doses, réservant les doses plus fortes pour les solutions dont
vous ferez usage. Quel que soit l'agent utilisé, vous ne cher-
cherez, je le répète, que l'action astringente.

Je ne vous signalerai que pour mémoire ces injections, auxquelles les théories microbiennes ont récemment donné naissance, celles au permanganate de potasse ou au sulfate de qui-
nine par exemple, et je vous rappellerai que l'on a préconisé
les injections isolantes au sous-nitrate de bismuth ou à l'oxyde
de zinc.

Je vous disais tout à l'heure qu'à une certaine époque, les
instruments destinés à porter dans l'urèthre des *caustiques so-*

*lides*, et notamment des crayons de nitrate d'argent, avaient joui d'une vogue relative qui ne s'était pas maintenue. Il semble cependant qu'on devait arriver ainsi à localiser très exactement l'action médicamenteuse. Mais tous les appareils, imaginés dans ce but, sont d'un maniement assez difficile. Ils ont surtout le grave inconvénient de ne pas permettre de doser le médicament. Tout dépend, en effet, de la quantité qui est liquéfiée par les liquides du canal. Le chirurgien ne peut le prévoir, et il est par cela même dans l'impossibilité d'exactement localiser et mesurer l'action du caustique. L'endoscope de M. Désormeaux sembla tout d'abord réaliser un progrès dans cette voie ; je me suis assez étendu, dans la leçon précédente, sur les nombreux et considérables inconvénients de cet instrument pour y revenir aujourd'hui. Du reste, M. Désormeaux avait renoncé, pour pratiquer ses cautérisations, à se servir du crayon de nitrate d'argent « qui, dit-il dans son Traité de l'endoscope, brûlait trop profondément la muqueuse et causait des eschares sur les points qu'il touchait, tandis que les autres étaient épargnés... » Et il devait en être ainsi, dans la dépression bulbaire par exemple. Aussi ce chirurgien, qui voyait les effets du médicament, emploie-il de petits tampons d'ouate, imbibés d'une solution concentrée de nitrate d'argent.

J'ai cru devoir substituer à ces différents modes de cautérisation les instillations argentiques. A l'aide de ce procédé, que j'ai imaginé en 1867, on arrive à porter avec précision sur le point malade l'agent modificateur, et rien n'est plus facile que de le doser rigoureusement. C'est par les instillations que vous voyez traiter la plupart des malades atteints d'uréthrite chronique qui passent par nos salles, et je dois dire que, depuis plus de quinze ans, ce procédé m'a presque toujours donné de très bons résultats.

L'appareil nécessaire pour pratiquer les instillations se compose de deux petits instruments : 1° un explorateur en gomme flexible, à boule olivaire, creux dans toute sa longueur, et percé d'un orifice très fin au sommet de son olive terminale; 2° une seringue compte-gouttes, analogue à celle de Pravaz, mais d'une contenance trois ou quatre fois supérieure. Une petite canule, filiforme à l'intérieur, conique et disposée en pas de vis à l'extérieur, permet d'adapter exactement la bougie à la seringue. Après avoir rempli cette dernière de la solution médicamenteuse, on a soin d'amorcer l'explorateur, qui lui est fixé, jusqu'à l'apparition du liquide à l'orifice de la boule olivaire. Pour chaque demi-tour du piston, une goutte sort de l'instrument.

Supposons d'abord qu'on ait à traiter une uréthrite antérieure, localisée dans le cul-de-sac du bulbe, ce qui est le cas le plus fréquent. On introduit l'olive dans le canal jusqu'à ce qu'on la sente buter contre la porte de l'urèthre membraneux ; on la retire alors de 1 ou 2 centimètres, et, en tournant le piston de la seringue, on instille quatre, cinq ou six gouttes. Celles-ci restent enfermées entre le sphincter inter-uréthral fermé et la boule olivaire qui forme bouchon et empêche le reflux au méat. Cette boule, suffisamment volumineuse (nos 19, 20 ou 21), est laissée en place pendant quelques minutes, puis elle est ramenée lentement au dehors. A ce moment, grâce à la force expultrice de l'urèthre antérieur, les gouttes instillées s'échappent, mais après avoir eu le temps d'imprégner les surfaces altérées : à la miction suivante, en effet, avec le premier jet d'urine, sont expulsés quelques petits grumeaux blanchâtres caractéristiques.

Les instillations, dans l'urèthre postérieur, sont d'un manuel opératoire plus simple encore. Vous pouvez utiliser une boule peu volumineuse, prenez-la de dimensions suffisantes pour bien sentir la résistance du sphincter membraneux. Cette fois, on franchit la portion membraneuse et, après avoir instillé quinze, vingt ou vingt-cinq gouttes, on peut retirer l'olive immédiatement, car ici la tonicité du sphincter inter-uréthral s'oppose au retour des gouttes argentiques dans le premier urèthre et, par suite, à leur issue au dehors. Si, dans ces instillations profondes, un plus grand nombre de gouttes est nécessaire, c'est que quelques-unes tombent dans la vessie et vont se neutraliser dans l'urine, avec laquelle elles forment des chlorures d'argent insolubles, qu'on retrouve à la miction suivante. Aussi, lors-qu'on veut agir seulement sur la muqueuse de l'arrière-canal, doit-on laisser avant l'instillation une certaine quantité d'urine dans la vessie, tandis que si l'on tient à modifier le col et la muqueuse vésicale, il faut avoir soin de faire uriner le malade au préalable.

La sensation qui accompagne cette petite opération est très peu douloureuse, à moins que l'on ait affaire à des individus extrêmement impressionnables ou que l'on use de solutions très concentrées. Celle dont je me sers habituellement est au 50e ; quelquefois, j'ai employé celle au 30e et au 20e, et très ra-rement celle au 10e. Dans ces derniers cas, on doit toujours avertir le malade des effets de l'inflammation substitutive qui se développe à la suite de l'instillation. Pendant les premières heures qui suivent, la sécrétion uréthrale est plus ou moins augmentée, les mictions sont un peu sensibles ; mais, dès le lendemain, tous ces symptômes disparaissent, et l'on peut constater déjà que l'écoulement est moindre qu'avant l'inter-vention. Vous le voyez, en somme il n'est pas nécessaire, pour obtenir une action substitutive, d'user de fortes doses. Il vaut mieux, malgré l'ennui qui peut en résulter pour le malade, re-nouveler l'instillation qui peut être répétée tous les deux jours, et n'exige pas, d'ailleurs, que le malade abandonne ses occu-pations. J'ai maintes fois essayé d'aller plus vite en employant des solutions concentrées à gramme pour gramme et même à 2 grammes de nitrate pour 1 gramme d'eau. Mais ces cautéri-sations, utiles dans quelques cas invétérés et compliqués, ne sauraient, à mon avis, être conseillées dans le traitement de l'uréthrite chronique simple. C'est à des prostatites chroniques et à des uréthro-cystites qu'elles doivent être réservées. Elles ont, d'ailleurs, l'inconvénient de déterminer des accidents ana-logues à ceux que provoquent les cautérisations avec le nitrate solide, et cela à la dose de trois à quatre gouttes. C'est donc à l'in-stillation cathérétique que nous vous conseillons de recourir.

Je ne m'étendrai pas sur les avantages de ce procédé. Je re-marquerai seulement qu'il répond aux indications et aux né-

cessités du traitement local, appliqué à des lésions bien lo-
calisées. Les instillations de nitrate d'argent permettent en
effet : 1° d'agir directement et facilement sur un point quelconque de l'un ou de l'autre urèthre; 2° de n'agir exclusivement que sur ce point ; 3° de mesurer exactement et de graduer
à volonté et avec précision l'action du médicament, grâce à la
forme liquide dont on peut varier la quantité par gouttes, ou le
degré de concentration.

Les injections et les cautérisations ne sont pas les seuls
moyens modificateurs dont dispose le chirurgien. Les bougies
permettent d'agir d'une façon directe sur la muqueuse uréthrale. Elles figurent enfin, chacun le sait, au premier rang des
agents dilatateurs, et c'est grâce à elles que sont traités et guéris la plupart des rétrécissements.

Elles sont souvent employées dans le traitement de l'uréthrite
chronique, aussi bien pour modifier la muqueuse que pour
faire disparaître un rétrécissement, et dans l'un comme dans
l'autre cas, nous ne saurions nier leur efficacité. De nombreuses preuves en ont été faites par les cliniciens les plus
expérimentés, et nous leur avons dû pour notre part un certain
nombre de succès ; aussi voulons-nous chercher à vous fournir
les renseignements nécessaires à leur emploi méthodique. Nous
aurons pour cela à dire quelles sont leurs indications, et à nous
rendre compte de leur mode d'action.

L'indication de l'emploi des bougies dans le traitement de
l'uréthrite chronique mérite en effet d'être discutée. Elles sont
évidemment nécessaires lorsqu'il y a rétrécissement, elles
peuvent certainement être utilisées alors même que le canal a
conservé ses dimensions normales. Mais j'ai cherché, vous le
savez, à vous démontrer combien est peu soutenable l'opinion
qui rattache la plupart des écoulements chroniques à la présence d'un rétrécissement, et vous devez vous rappeler que
c'est à peine une fois sur dix que nous avons pu trouver la
coexistence de l'uréthrite et d'une stricture.

L'indication des bougies est donc beaucoup plus limitée à cet égard que ne sembleraient l'indiquer certaines opinions et l'histoire de nombre de malades auxquels le passage des bougies est si libéralement conseillé. C'est cependant aux bougies, et aux bougies seulement, que vous devez recourir lorsque vous aurez bien constaté un de ces rétrécissements encore peu prononcés, qui entretiennent ou contribuent à entretenir une uréthrite chronique.

Nous ne saurions, pour notre part, vous conseiller, en pareille circonstance, l'uréthrotomie, car rien ne nous autorise à accepter la section des rétrécissements que l'on a qualifiés de larges. Nous sommes cependant partisan très résolu de l'uréthrotomie interne, mais nous la trouvons d'autant moins indiquée dans les cas dont nous nous occupons, que son emploi nous priverait de l'action modificatrice, qui est un des éléments nécessaires du traitement de l'uréthrite chronique, par les introductions répétées d'instruments. Les résultats des opérations si nombreuses que nous avons pratiquées dans les cas de rétrécissement confirmé réfractaires à la dilatation, ou accompagnés de complications ou d'accidents qui la contre-indiquaient, nous ont prouvé que la section des rétrécissements ne suffisait pas pour faire disparaître l'écoulement, qui accompagne dans certains cas, les rétrécissements. Souvent même nous avons pu voir, à la suite de l'uréthrotomie, se montrer des écoulements que nous avons eu quelque peine à combattre.

Ce n'est pas seulement aux bougies en gomme que vous aurez recours, les bougies de métal, graduées au sixième de millimètre, vous seront souvent plus utiles que les bougies non métalliques pour dilater et assouplir le canal.

C'est d'ailleurs aux mêmes instruments et aux mêmes manœuvres que vous aurez recours dans les cas où vous croirez convenable d'agir dans des canaux non rétrécis. Aussi attendrons-nous, pour vous parler de leur mode d'emploi, que nous ayions examiné les indications de leur usage.

Les bougies ont surtout été conseillées dans les cas où l'écoulement a résisté à l'emploi des moyens médicaux et hygié-

niques et à l'usage des injections. Aux instruments semble
réservé de triompher d'écoulements réfractaires à tout autre
moyen. Nous sommes loin de récuser les témoignages fournis
en leur faveur, mais nous sommes obligé de vous prévenir que
vous pourrez avoir plus d'une désillusion, si vous comptez
dans tous les cas sur une action héroïque, ou même sur une
lente modification. A notre avis, c'est bien plutôt à l'emploi
opportun des topiques cathérétiques, qu'à l'usage des bougies,
que vous devrez des succès dans les cas rebelles.

Cette restriction posée, je ne puis qu'ajouter mon témoignage
à celui de tous ceux qui ont vanté l'action curative des toni-
ques. Mais cette médication, loin d'être banale, loin de pouvoir
être confiée aux malades, comme on le fait trop souvent, doit
plus que toute autre être conseillée à propos et maniée avec dis-
cernement.

Avec la bougie vous ne pouvez localiser l'action médicamenteuse et il vous est facile de dépasser la dose. Il suffit pour vous
convaincre du danger possible de leur action, de vous rendre
compte des effets qu'elles déterminent. C'est d'abord un sentiment de chaleur plus ou moins vive qui accompagne leur introduction et qui subsiste encore après leur retrait. Le sentiment
perçu pendant l'introduction, de même que celui qui lui survit,
sont d'autant plus vifs que l'urèthre a été plus froissé et que le
séjour de l'instrument a été plus prolongé. En étudiant avec
soin ce qui se passe pendant la séance et ce qui se produit
après, vous avez non seulement l'explication des inconvénients
ou des accidents, qui peuvent résulter de l'introduction des
bougies, mais vous avez aussi un critérium qui vous permet
de les employer utilement.

Il faut, en effet, se bien pénétrer de cette vérité clinique que
c'est par l'influence de l'irritation qu'elles déterminent, que
les bougies agissent, qu'elles modifient la muqueuse, préparent
et déterminent les phénomènes qui aboutissent à la dilatation
dans les cas de rétrécissement. Il faut que cette irritation
demeure dans des limites thérapeutiques ; il est donc indispensable de doser l'action des agents qui la déterminent.

J'ai déjà formulé à cet égard un principe qui peut vous servir de guide aussi bien dans le traitement de l'uréthrite chronique que dans celui des rétrécissements. Il faut s'en tenir au contact et ne jamais exercer de pression.

Si vous avez la prétention de vouloir mécaniquement guérir, d'exercer une pression, vous aurez des accidents. Et ces accidents sont, ainsi que le dit Cullerier, de l'agacement, des douleurs, des cystites, des orchites ; et l'on peut ajouter de violentes uréthrites, de graves accidents fébriles, la suspension forcée de toute thérapeutique, et la prolongation indéfinie de la maladie.

Ce n'est pas que vous ayez à redouter absolument un certain degré de retour à l'état aigu ; c'est souvent la condition de la guérison et les cathérétiques n'agissent pas autrement. Mais alors même que, selon le conseil de Ricord, vous iriez jusqu'à l'emploi de la sonde à demeure, pour provoquer un retour à l'état aigu, gardez-vous plus soigneusement que jamais d'établir une pression. Rien ne peut être plus désastreux qu'une pression prolongée. C'est un des principes les plus essentiels de l'emploi de la sonde à demeure, que de toujours faire usage d'instruments qui pénètrent très facilement, et n'agissent que par leur contact.

Ces quelques considérations suffisent pour nous permettre de vous tracer les règles de l'emploi des bougies dans l'uréthrite chronique. Nous allons vous les exposer, mais nous avons encore à revenir sur les indications, ou plutôt sur les contre-indications de ce traitement dans les cas où il ne vous est pas imposé par un rétrécissement concomitant.

Il vous est facile de comprendre que ce n'est que dans les cas où tout élément inflammatoire sera bien éteint que vous pourrez agir avec ces moyens si capables de raviver l'irritation. Aussi est-ce dans les cas où nous voyons banalement recommander le passage des bougies au déclin d'une uréthrite aiguë, que s'observent des accidents souvent sérieux. C'est dans ce cas que se produisent si facilement les cystites, les prostatites, et surtout les épididymites. Si vous devez éviter de prescrire les bougies dans les cas où la longue durée de l'affection ne vous met pas en sécurité contre le rappel intempestif, ou la propagation d'un état aigu, vous devez aussi être bien en garde au vis-à-vis des sujets plus ou moins diathésiques qui, si souvent, sont porteurs d'écoulements anciens et particulièrement réfractaires. Je vous ai dit que le traitement local ne pouvait chez ces malades donner de résultats que sous le couvert et avec l'aide du traitement général, et que celui-ci devait précéder, accompagner et quelquefois suivre le traitement local. Je ne puis que vous répéter, à propos de l'emploi des bougies, ce que déjà je vous ai enseigné lorsqu'il s'est agi des autres médications topiques. Mais en raison même de l'action non localisable des bougies, les inconvénients d'une action intempestive et non mesurée sont encore plus à redouter pour les bougies que pour les injections et les instillations.

Vous êtes donc encore obligés d'éclairer votre route, de préparer et d'appuyer les effets de votre intervention. Il nous reste à dire comment vous les mesurerez; ce que déjà nous avons exposé, nous rend aisée cette dernière partie de notre tâche.

Dans l'introduction des bougies, vous devez avant tout éviter l'emploi hâtif d'instruments volumineux, cela vous serait facile mais cela serait douloureux et préjudiciable pour le malade. Commencez par des instruments de moyenne grosseur, du 12 au 15 par exemple. Évitez de multiplier les séances et surtout de les répéter dans la même journée; dans presque tous les cas, il vous suffira d'agir tous les deux jours. Arrivez graduellement, quoique plus rapidement que dans la dilatation des rétrécissements, à des numéros plus élevés. Servez-vous de bonne heure d'instruments métalliques auxquels vous pourrez recourir dès que la sensibilité du canal aura été émoussée. Arrivez peu à peu à l'introduction d'assez gros calibres. Laissez-vous pour cela guider par vos sensations. Si vous pénétrez en glissant sans appuyer, poussez encore plus loin votre action en augmentant le numéro de vos cathéters, mais arrêtez-vous s'il y a effort, si vous devez établir une pression, vous pourriez alors non seulement avoir des accidents, mais rétrograder, faire

perdre à vos malades le bénéfice du traitement déjà accompli.
Vous ne pouvez avoir la prétention d'aller vite, puisque vous
devez modifier. Et cependant si votre malade a été bien préparé, si votre traitement a été bien dirigé, quelques semaines
de traitement local seront largement suffisantes.

Peut-être vous êtes-vous demandé pourquoi je ne vous ai pas
parlé des bougies médicamenteuses ou des moyens de donner
aux instruments habituellement usités des propriétés pharma-
ceutiques. La raison qui me fait agir ainsi se déduit de ce que
je vous ai enseigné. Je viens de vous montrer que la bougie
avait par elle-même une action thérapeutique manifeste, basée
sur l'action irritante plus ou moins prononcée qu'elle détermine.
J'ai cherché à vous apprendre à doser cette action. Que pourraient
ajouter à la détermination des phénomènes modificateurs que
vous donne l'emploi méthodique de la bougie, des pommades
ou des liniments irrégulièrement répartis par le frottement de
la bougie ? L'expérience a été bien souvent tentée et ces moyens
n'ont pas pris rang dans la pratique En est-il de même pour
les bougies dites médicamenteuses qui peuvent se fondre dans
le canal comme le fait un suppositoire dans le rectum ? C'est
certainement un moyen d'introduire un médicament dans
l'urèthre. Mais ce que nous cherchons n'est pas l'introduction
d'un médicament dans le canal, c'est la localisation exacte de
son action et cette localisation, nous ne saurions l'obtenir avec
ce mode d'introduction.

C'est en effet, Messieurs, le principe qui doit vous guider
dans le traitement de l'uréthrite chronique que la localisation et
le dosage exact des agents de la médication locale. Mais c'est
aussi et surtout, je le répète en terminant, leur exacte appro-
priation, aussi bien au siège et à la nature des lésions, que
leur emploi opportun et leur combinaison si souvent nécessaire avec la médication générale. Lorsque l'on s'appuie sur
l'observation incessamment répétée, on arrive même à penser que c'est bien plus encore à ce que l'on fait pour le malade
qu'à ce que l'on emploie contre la maladie qu'est due, dans
le plus grand nombre des cas, la guérison de cette affection si

commune et si rebelle, que nous venons d'étudier ensemble sous le nom d'uréthrite chronique blennorrhagique. On ne demande aux moyens locaux que ce qu'ils peuvent donner, on en use avec discrétion sans cependant les négliger, sans perdre de vue leur utilité très réelle ; on devient de plus en plus réservé dans l'emploi des remèdes et l'on accorde de plus en plus confiance à l'usage raisonné des médications.

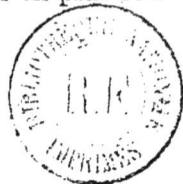

Paris. — Typ. de A. Parent, A. Davy, succ., r. Monsieur-le-Prince, 14, et rue Madame, 52.

294

www.ingramcontent.com/pod-product-compliance
Lightning Source LLC
Chambersburg PA
CBHW071233200326
41521CB00009B/1451